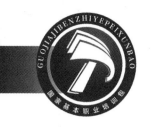

国家基本职业培训包（指南包 课程包）

眼镜定配工

人力资源社会保障部职业能力建设司编制

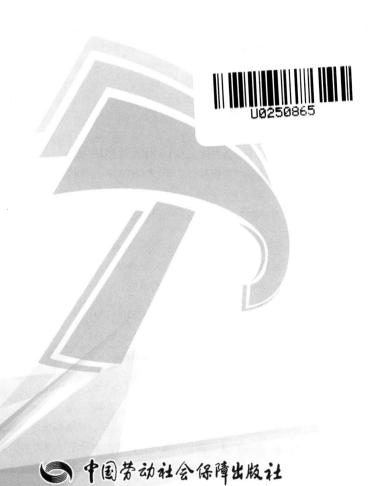

U0250865

中国劳动社会保障出版社

图书在版编目（CIP）数据

眼镜定配工 / 人力资源社会保障部职业能力建设司编制. -- 北京：中国劳动社会保障出版社，2021

国家基本职业培训包：指南包　课程包

ISBN 978-7-5167-4882-4

Ⅰ.①眼…　Ⅱ.①人…　Ⅲ.①眼镜检法 – 职业培训 – 教材　Ⅳ.①R778.2

中国版本图书馆 CIP 数据核字（2021）第 148166 号

中国劳动社会保障出版社出版发行

（北京市惠新东街 1 号　邮政编码：100029）

＊

三河市华骏印务包装有限公司印刷装订　　新华书店经销

880 毫米 ×1230 毫米　16 开本　9.75 印张　173 千字

2021 年 9 月第 1 版　　2021 年 9 月第 1 次印刷

定价：**30.00** 元

读者服务部电话：（010）64929211/84209101/64921644

营销中心电话：（010）64962347

出版社网址：http://www.class.com.cn

编 制 说 明

为全面贯彻落实习近平总书记对技能人才工作的重要指示精神，进一步增强职业技能培训针对性和有效性，不断提高培训质量，培养壮大创新型、应用型、技能型人才队伍，按照《人力资源社会保障部办公厅关于推进职业培训包工作的通知》（人社厅发〔2016〕162号）的工作安排，我部持续组织开发培训需求量大的国家基本职业培训包，指导开发地方（行业）特色职业培训包，力争全面建立国家基本职业培训包制度，普遍应用职业培训包高质量开展各类职业培训。

职业培训包开发工作是新时期职业培训领域的一项重要基础性工作，旨在形成以综合职业能力培养为核心、以技能水平评价为导向，实现职业培训全过程管理的职业技能培训体系，这对于进一步提高培训质量，加强职业培训规范化、科学化管理，促进职业培训与就业需求的有效衔接，推行终身职业培训制度具有积极的作用。

国家基本职业培训包由指南包、课程包和资源包三个子包构成，是集培养目标、培训要求、培训内容、课程规范、考核大纲、教学资源等为一体的职业培训资源总和，是职业培训机构对劳动者开展政府补贴职业培训服务的工作规范和指南。

国家基本职业培训包遵循《职业培训包开发技术规程（试行）》的要求，依据国家职业技能标准和企业岗位技术规范，结合新经济、新产业、新职业发展编制，力求客观反映现阶段本职业（工种）的技术水平、对从业人员的要求和职业培训教学规律。

《国家基本职业培训包（指南包　课程包）——眼镜定配工》是在各有关专家的共同努力下完成的。参加编审的主要人员有：齐备、刘多宁、党艳霞、叶铖沛、黎菀萍、丁冬冬、辛贺京、唐萍、任文雅，在编制过程中得到了中国眼镜协会、北京市眼镜协会、北京市商业学校、北京同仁验光配镜中心、广州市财经商贸职业学校、天津市万里路视光职业培训学校等有关单位的大力支持，在此一并致谢。

人力资源社会保障部职业能力建设司

国家基本职业培训包编审委员会

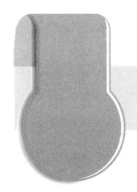

目 录

附录 培训要求与课程规范对照表

1

指南包

1.1 职业培训包使用指南

1.1.1 职业培训包结构与内容

眼镜定配工职业培训包由指南包、课程包和资源包三个子包构成，结构如下图所示。

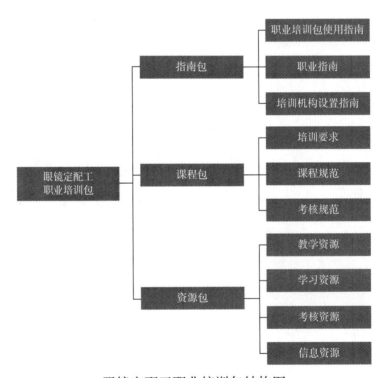

眼镜定配工职业培训包结构图

指南包是指导培训机构、培训教师与学员开展职业培训的服务性内容总合，包括职业培训包使用指南、职业指南和培训机构设置指南。职业培训包使用指南是培训教师与学员了解职业培训包内容、选择培训课程、使用培训资源的说明性文本，职业指南是对职业信息的概述，培训机构设置指南是对培训机构开展职业培训提出的具体要求。

课程包是培训机构与教师实施职业培训、培训学员接受职业培训必须遵守的规范总合，包括培训要求、课程规范、考核规范。培训要求是参照国家职业技能标准、结合职业岗位工作实际需求制定的职业培训规范；课程规范是依据培训要求、结合职业培训教学规律，对课程设置、课堂学时、课程内容与培训方法等所做的统一规定；考核规范是针对课程规范中所规定的课程内容开发的，能够科学评价培训学员过程性学习效果与终结性培训成果的规则，是客观衡量培训学员职业基本素质与职业技能水平的标准，也是实施职业培训过程性与终结性考核的依据。

资源包是依据课程包要求，基于培训学员特征，遵循职业培训教学规律，应用先进职业培训课程理念，开发的多媒介、多形式的职业培训与考核资源总合，包括教学资源、学习资源、考核资源和信息资源。教学资源是为培训教师组织实施职业培训教学活动提供的相关资源；学习资源是为培训学员学习职业培训课程提供的相关资源；考核资源是为培训机构和教师实施职业培训考核提供的相关资源；信息资源是为培训教师和学员开阔视野提供的体现科技进步、职业发展的相关动态资源。

1.1.2 培训课程体系介绍

眼镜定配工职业培训课程体系依据职业技能等级分为职业基本素质培训课程、五级／初级职业技能培训课程、四级／中级职业技能培训课程、三级／高级职业技能培训课程和二级／技师职业技能培训课程，每一类课程包含模块、课程和学习单元三个层级。眼镜定配工职业培训课程体系均源自本职业培训包课程包中的课程规范，以学习单元为基础，形成职业层次清晰、内容丰富的"培训课程超市"。

眼镜定配工职业培训课程学时分配一览表

职业技能等级	课堂学时		其他学时	培训总学时
	职业基本素质培训课程	职业技能培训课程		
五级／初级	168	84	136	388
四级／中级	50	54	85	189
三级／高级	34	77	67	178
二级／技师	16	87	69	172

注：课堂学时是指培训机构开展的理论课程教学及实操课程教学的建议最低学时数。除课堂学时外，培训总学时还应包括岗位实习、现场观摩、自学自练等其他学时。

（1）职业基本素质培训课程

模块	课程	学习单元	课堂学时
1. 职业认知与职业道德	1-1 职业认知	职业认知	1
	1-2 职业道德基本知识	道德与职业道德	2
	1-3 职业守则	职业守则	1

续表

模块	课程	学习单元	课堂学时
2. 眼科学基础知识	2-1 眼的解剖和生理	(1) 视觉器官的构成	2
		(2) 眼球的解剖和生理	2
		(3) 眼附属器的组成和功能	2
		(4) 视路的组成和解剖	2
	2-2 常见眼病知识	(1) 影响视觉的常见症状	2
		(2) 影响视觉的常见眼病	2
3. 光学基础知识	3-1 光的性质与传播	(1) 光的性质	1
		(2) 光的传播速度	1
		(3) 光辐射的度量单位	2
	3-2 几何光学知识	(1) 光线的概念与光束的分类	2
		(2) 几何光学基本定律	2
		(3) 三棱镜知识	2
		(4) 球面透镜知识	2
		(5) 柱面透镜（圆柱面透镜）知识	2
		(6) 球柱面透镜知识	2
4. 眼镜光学知识	4-1 常用镜片知识	(1) 眼镜球面透镜知识	4
		(2) 眼镜柱面透镜（球柱面透镜）知识	4
		(3) 眼镜三棱镜知识	4
	4-2 戴镜效果与镜片设计	(1) 透镜有效屈光力（有效镜度）的概念及计算	4
		(2) 眼镜的放大作用	4
		(3) 镜片曲率和厚度的测量	4
		(4) 眼镜的片形设计	4
	4-3 多焦点镜片与特殊镜片	(1) 多焦点镜片的类型及特点	4
		(2) 特殊镜片的特点	4
5. 眼屈光学知识	5-1 眼生理光学知识	(1) 眼的光学系统	2
		(2) 眼的生理性光学缺陷	2
	5-2 调节与集合	(1) 眼的调节	2
		(2) 眼的集合	2

续表

模块	课程	学习单元	课堂学时
5. 眼屈光学知识	5-3 屈光不正	(1) 屈光不正的概念和影响因素	2
		(2) 远视眼知识	4
		(3) 近视眼知识	4
		(4) 散光眼知识	4
		(5) 屈光参差知识	4
		(6) 眼镜的矫正机理	2
6. 眼镜商品知识	6-1 镜片知识	(1) 镜片的基本属性	4
		(2) 镜片材料的分类	4
		(3) 镜片材料的处理	4
	6-2 眼镜架知识	(1) 眼镜架材料	6
		(2) 眼镜架结构	2
		(3) 眼镜架款式	2
	6-3 接触镜	(1) 接触镜的种类	4
		(2) 接触镜材料特性及常用材料	4
	6-4 眼镜商品销售	(1) 顾客的消费心理	6
		(2) 商务礼仪	4
		(3) 眼镜销售策略	4
7. 眼镜加工工艺基础知识	7-1 机械基础知识	(1) 材料的分类及性能	1
		(2) 机械概述	2
		(3) 公差配合知识	2
		(4) 传动机构知识	2
		(5) 螺纹连接知识	2
	7-2 眼镜架制造工艺概述	(1) 塑料眼镜架的制造工艺	2
		(2) 金属眼镜架的制造工艺	2
	7-3 镜片制造工艺概述	(1) 玻璃镜片的制造工艺	2
		(2) 塑料树脂镜片的制造工艺	1

续表

模块	课程	学习单元	课堂学时
8．相关法律、法规知识	相关法律、法规知识	（1）《中华人民共和国劳动法》相关知识	4
		（2）《中华人民共和国产品质量法》相关知识	2
		（3）《中华人民共和国计量法》相关知识	4
		（4）《中华人民共和国消费者权益保护法》相关知识	2
课堂学时合计			168

注：本表所列为五级／初级职业基本素质培训课程，其他等级职业基本素质培训课程按"眼镜定配工职业培训课程学时分配一览表"中相应的课堂学时要求对本表进行必要的调整。

（2）五级／初级职业技能培训课程

模块	课程	学习单元	课堂学时
1．接单	1-1　分析配镜加工单（或处方）	（1）球面透镜验光处方的阅读	2
		（2）球面透镜配镜加工单（或处方）的书写	2
		（3）眼镜架适配性的确认	4
		（4）镜片适配性的确认	4
	1-2　核对出库商品	（1）镜片装配前核对	1
		（2）眼镜架装配前核对	1
		（3）镜片表面质量检查	1
		（4）镜片顶焦度的测量和光学中心的标记	2
		（5）眼镜架外观质量和部件装配质量的检查	1
2．模板制作	2-1　用衬片手工制作模板	（1）衬片几何中心、垂直和水平基准线的作用	1
		（2）衬片几何中心、垂直和水平基准线的绘制	2
		（3）衬片鼻侧及上方标志的标注	1
		（4）用衬片手工制作模板的方法	2

模块	课程	学习单元	课堂学时
2. 模板制作	2-2 无衬片手工制作模板	（1）模板坯几何中心、垂直及水平基准线的绘制	1
		（2）按照镜框内缘在模板坯上画形	2
		（3）模板坯鼻侧及上方标志的标注	1
		（4）已画形模板坯的修剪	1
3. 确定加工中心	3-1 测量眼镜架几何中心水平间距	（1）眼镜架几何中心水平间距的测量	2
		（2）眼镜架标称几何中心水平间距的计算	1
	3-2 确定加工移心量	（1）镜片水平移心量的计算	1
		（2）镜片垂直移心量的计算	1
	3-3 安装吸盘	（1）中心仪上水平、垂直移心位置的设定	2
		（2）镜片中心在中心仪上的定位	2
		（3）确定吸盘方向并上吸盘	2
4. 磨边	4-1 半自动磨边机加工参数设定	（1）磨削砂轮类型的选定	2
		（2）镜片加工的冷却方法及选择	1
		（3）镜片尖边设置	1
		（4）镜片磨边尺寸的调整	1
	4-2 磨边操作	（1）加工模板的装夹	2
		（2）镜片的装夹	1
		（3）镜片位置的调整	2
		（4）镜片倒边、倒棱	2
5. 装配	5-1 安装	（1）塑料眼镜架的安装	2
		（2）金属眼镜架的安装	2
		（3）安装眼镜的应力检查及修正	1
	5-2 整形	（1）金属眼镜架的调整	2
		（2）塑料眼镜架的调整	2
		（3）眼镜的清洁与装袋	1

续表

模块	课程	学习单元	课堂学时
6. 质量检验	6-1 光学参数检验	（1）配装眼镜顶焦度的测量及光学中心的标记	1
		（2）配装眼镜光学中心水平距离和垂直高度的检验	1
		（3）镜片基准点厚度的测定	2
	6-2 外观检验	（1）配装眼镜装配质量的检验	1
		（2）配装眼镜外观质量的检查	1
7. 校配	7-1 校配选项	（1）眼镜水平位置的校配	2
		（2）眼镜颞距、镜腿弯点长度的校配	2
	7-2 校配操作	（1）塑料眼镜架的校配	2
		（2）金属眼镜架的校配	2
8. 设备维护	8-1 设备日常保养	（1）手工磨边机、半自动磨边机使用前检查	2
		（2）手工磨边机、半自动磨边机的日常保养	2
	8-2 简易故障排除	（1）手工磨边机、半自动磨边机常见运行故障的发现	2
		（2）手工磨边机、半自动磨边机常见运行故障的排除	2
课堂学时合计			84

（3）四级／中级职业技能培训课程

模块	课程	学习单元	课堂学时
1. 接单	1-1 分析配镜加工单（或处方）	（1）散光眼配镜加工单（或处方）的阅读	2
		（2）环曲面镜片类型的鉴别	2
		（3）镀膜镜片的特点	2
		（4）光致变色镜片的特点	2
	1-2 核对出库商品	（1）视像移法测量环曲面镜片	2
		（2）手动焦度计测量环曲面镜片	2
		（3）自动焦度计测量环曲面镜片	2
		（4）镀膜（染色）镜片的配对检验	1

模块	课程	学习单元	课堂学时
2.模板制作	2-1 模板机制作模板	(1) 模板坯的选用和安放	2
		(2) 眼镜架的定位和固定	2
		(3) 模板机切割模板	1
	2-2 修整模板	(1) 模板手工倒棱和修整	1
		(2) 模板水平加工基准线的检验和修整	1
3.确定加工中心	3-1 测量眼镜架几何中心水平间距与垂直高度	(1) 半框眼镜架几何中心水平间距的测量	1
		(2) 半框眼镜架垂直高度的测量	1
	3-2 安装吸盘	(1) 环曲面镜片移心位置的确定	1
		(2) 中心仪上环曲面镜片的平行操作	1
4.磨边	4-1 设定半自动磨边机加工参数	(1) 镜片种类的选择和尖边位置的设置	2
		(2) 镜片尖边曲率的调整	1
	4-2 开槽操作	(1) 待开槽镜片的装夹	1
		(2) 槽弧类型的设定	2
		(3) 槽弧位置和槽深的设定	1
5.装配	5-1 安装	(1) 半框眼镜的安装	1
		(2) 半框眼镜架尼龙丝线的更换	1
	5-2 整形	(1) 半框眼镜架的调整	1
		(2) 塑料眼镜架的调整	1
6.质量检验	6-1 光学参数检验	(1) 环曲面眼镜顶焦度和轴向的测量	1
		(2) 配装眼镜光学中心水平互差和垂直互差的检验	2
	6-2 外观检验	(1) 半框眼镜架尼龙丝线松紧度的检验	1
		(2) 半框眼镜外观质量检查	1
7.校配	7-1 校配选项	校配选项	2
	7-2 校配操作	(1) 金属眼镜架的多方位校配	1
		(2) 塑料眼镜架的多方位校配	1

续表

模块	课程	学习单元	课堂学时
8. 设备维护	8-1　设备日常保养	（1）模板机、开槽机使用前检查	2
		（2）模板机、开槽机的日常保养	2
	8-2　简易故障排除	（1）模板机、开槽机常见运行故障的发现	2
		（2）模板机、开槽机常见运行故障的排除	2
课堂学时合计			54

（4）三级／高级职业技能培训课程

模块	课程	学习单元	课堂学时
1. 接单	1-1　分析配镜加工单（或处方）	（1）双光、渐变焦眼镜配镜加工单（或处方）的分析	2
		（2）渐变焦眼镜单侧瞳距和瞳高的测量	4
		（3）渐变焦眼镜测量卡的核对使用	4
	1-2　核对出库商品	（1）渐变焦镜片标记的核对	2
		（2）渐变焦镜片顶焦度的测量	2
2. 模板制作与确定加工中心	2-1　模板扫描仪数据输入	（1）扫描类型的选择	2
		（2）内、外扫的设置	2
		（3）镜片片形修改的设置	2
	2-2　全自动磨边机定中心操作	（1）配镜参数的输入	2
		（2）镜片加工中心确定与吸盘安装	2
3. 磨边	3-1　设定全自动磨边机加工参数	（1）磨边压力的选择	2
		（2）材质类型和冷却方式的设定	2
		（3）尖边类型的设置	2
	3-2　钻孔操作	（1）无框架眼镜钻孔位置的确定	2
		（2）预钻和成型钻	4

续表

模块	课程	学习单元	课堂学时
4. 装配	4-1 安装	（1）套管、垫片的安装	2
		（2）无框架眼镜的装配	2
		（3）连接松动的处理	2
	4-2 整形	（1）连接部位的调整	2
		（2）镜面角、身腿倾斜角、外张角的调整	2
5. 质量检验	5-1 光学参数检验	（1）使用焦度计对渐变焦眼镜光学参数的测量	3
		（2）使用渐变焦眼镜测量卡对光学中心位置的检验	2
		（3）渐变焦眼镜显性标记的恢复	3
	5-2 外观检查	（1）无框架眼镜外观质量的检查	3
		（2）渐变焦眼镜外观质量的检查	3
6. 校配	6-1 校配选项	（1）特殊脸型戴镜者特征的判断	1
		（2）特殊脸型戴镜问题的分析与校配选项的确定	1
		（3）渐变焦眼镜戴镜不适的表现与诱因	1
	6-2 校配操作	（1）特殊脸型戴镜者的眼镜校配	2
		（2）无框架眼镜校配工具的选用	2
		（3）渐变焦眼镜的校配	2
7. 设备维护	7-1 设备日常保养	（1）加工设备使用前的检查	2
		（2）加工设备的日常保养	2
	7-2 简易故障排除	（1）加工设备运行故障的发现	2
		（2）加工设备常见故障的排除	2
课堂学时合计			77

（5）二级 / 技师职业技能培训课程

模块	课程	学习单元	课堂学时
1．接单	1-1 分析配镜加工单（或处方）	（1）斜视矫正眼镜配镜加工单（或处方）的书写及解读	4
		（2）低视力眼镜配镜加工单（或处方）的书写及解读	4
	1-2 核对出库商品	（1）三棱镜眼镜棱镜度的测量	2
		（2）偏心眼镜镜片最小有效直径计算	2
2．确定加工中心	2-1 确定镜片产生三棱镜效果的光心偏移量	（1）球柱面透镜附加三棱镜效果计算	2
		（2）三棱镜球柱镜片中心的定位	4
	2-2 定中心操作	（1）三棱镜加工中心的确定	2
		（2）吸盘安装	2
3．磨边与装配	3-1 三棱镜磨边	（1）尖边位置的确定	3
		（2）磨边	2
	3-2 安装	（1）带三棱镜度镜片底顶向的确定	2
		（2）带三棱镜度眼镜的装配及调整	3
4．镜片的二次加工	4-1 加工数据计算	（1）二次加工软件加工数据的输入	2
		（2）二次加工软件加工数据的计算	1
	4-2 定位和上盘	（1）二次加工镜片划线	3
		（2）二次加工镜片保护	2
		（3）二次加工镜片上盘	3
	4-3 镜片内表面研磨	（1）二次加工镜片的粗磨	2
		（2）二次加工镜片的精磨	3
		（3）二次加工镜片的抛光	3
	4-4 下盘与检测	（1）二次加工镜片的下盘及清洁	3
		（2）二次加工镜片的检测	3
5．树脂镜片的染色	5-1 染色、脱色液的制作	（1）染色液的制作	2
		（2）脱色液的制作	2

模块	课程	学习单元	课堂学时
5. 树脂镜片的染色	5-2 染色操作	(1) 单色染色	3
		(2) 混合染色	3
		(3) 渐变染色	3
6. 质量检验	6-1 光学参数检验	(1) 带三棱镜眼镜光学参数的检验	1
		(2) 带三棱镜眼镜设计中心的检验	1
	6-2 染色镜片的检测	(1) 染色镜片透光率的测定	1
		(2) 染色镜片色差检查	1
7. 校配	7-1 校配选项	(1) 戴镜不适的校配项目	1
		(2) 渐变焦眼镜戴镜不适分析及校配选项确定	1
	7-2 校配操作	(1) 戴镜不适的校配	2
		(2) 渐变焦眼镜戴镜不适的校配	2
8. 培训与管理	8-1 培训	(1) 培训教案编写	2
		(2) 实训培训	1
	8-2 管理	(1) 定配加工设备配置	1
		(2) 加工工位和人员配置	1
		(3) 工作总结的撰写	2
课堂学时合计			87

1.1.3 培训课程选择指导

职业基本素质培训课程为必修课程，相当于本职业的入门课程。各级别职业技能培训课程由培训机构教师根据培训学员实际情况，遵循高级别涵盖低级别的原则进行选择。

原则上，初入职的培训学员应学习职业基本素质培训课程和五级／初级职业技能培训课程的全部内容，有职业技能等级提升需求的培训学员，可按照国家职业技能标准的"职业技能鉴定要求"，对照自身需求选择更高等级的培训课程。

具有一定从业经验、无职业技能等级晋升要求的培训学员，可根据自身实际情况自主选择本职业培训课程体系。具体方法为：（1）选择课程模块；（2）在模块中筛选课程；（3）在课程中筛选学习单元；（4）组合成本次培训的课程内容。

培训教师可以根据以上方法对培训学员进行单独指导。对于订单培训，培训教师可以按照如上方法，对照订单需求进行培训课程的选择。

1.2 职 业 指 南

1.2.1 职业描述

眼镜定配工是操作光学加工设备，进行眼镜镜片磨边或割边、加工、装配、校配、检验的人员。

1.2.2 职业培训对象

眼镜定配工职业培训的对象主要包括：城乡未继续升学的应届初中、高中以及各类职业学校毕业生、农村转移就业劳动者、城镇登记失业人员、转岗转业人员、退役军人、企业在职职工和高校毕业生等各类有培训需求的人员。

1.2.3 就业前景

眼镜定配工的工作岗位有镜片加工、镜片初检、镜片磨边、眼镜配装、眼镜校配、眼镜检验等，还可以在眼镜生产厂家、眼镜店、眼镜加工中心或眼视光中心等机构从事工作。

1.3 培训机构设置指南

1.3.1 师资配备要求

（1）培训教师任职基本条件

1）培训五级/初级、四级/中级、三级/高级眼镜定配工的教师应具有本职业二级/技师职业资格证书（技能等级证书）或相关专业中级及以上专业技术职务任职资格。

2）培训眼镜定配工二级/技师的教师应具有本职业二级/技师职业资格证书（技能等级证书）或相关专业高级专业技术职务任职资格。

（2）培训教师数量要求（以30人培训班为基准）

每班配备教师2人以上（含2人）。培训规模超过30人的，按教师与学员之比不低于1∶20配备教师。

1.3.2 培训场所设备配置要求

培训场所设备配置要求如下（以30人培训班为基准）：

（1）理论知识培训场所设备配置要求：不少于60 m² 的标准教室，多媒体教学设备（计算机、投影仪、幕布或显示屏、网络接入设备、音响设备）、黑板、30套以上桌椅，符合照明、通风、消防安全等相关规定。

（2）操作技能培训场所设备设施配置要求：实习工位充足，设备设施配套齐全，符合环保、劳保、安全、卫生、消防、通风和照明等相关规定及安全规程。应具备教师演示和学员练习两个功能，包括：镜片检验、镜片度数测量、定中心、手工模板制作、镜片割边、镜片磨边、眼镜校配、质量检验等功能区。

各职业技能等级培训实训设备配置见下表（以30人培训班为基准）。

序号	用具设备及其他物品、材料	数量或规格说明	等级			
			五级/初级	四级/中级	三级/高级	二级/技师
1	手工磨边机	6台	√	√	√	√
2	半自动磨边机	3台	—	√	√	√
3	全自动磨边机	2台	—	—	√	√
4	镜度表	6块	√	—	—	—
5	手动焦度计	3台	√	√	√	√
6	电子焦度计	3台	—	√	√	√
7	模板机	3台	—	√	√	—
8	模板打孔机	3台	—	√	√	√
9	抛光机	3台	—	√	√	√
10	应力仪	3台	√	√	√	√
11	开槽机	3台	—	√	√	√
12	钻孔机	3台	—	—	√	√
13	锯槽机	3台	—	—	√	√

续表

序号	用具设备及其他物品、材料	数量或规格说明	等级			
			五级/初级	四级/中级	三级/高级	二级/技师
14	定中心仪	3台	✓	✓	✓	✓
15	烘热器	10台	✓	✓	✓	✓
16	游标卡尺	3把	✓	✓	✓	✓
17	瞳距尺	15把	✓	✓	✓	✓
18	眼镜装配工具	5套	✓	✓	✓	✓
19	眼镜模板	200片	✓	✓	✓	✓
20	锉刀	30把	✓	✓	—	—
21	剪刀	30把	✓	—	—	—
22	油性记号笔	30支	✓	✓	✓	✓
23	光透比检测仪	3台	✓	✓	✓	✓
24	镜片厚度卡尺	3把	✓	✓	✓	—
25	镜片测厚仪	3台	✓	✓	—	—
26	超声波清洗仪	3台	✓	✓	—	—
27	染色炉	1台	—	—	—	✓
28	渐进标识卡	15张	—	—	✓	✓
29	抛光蜡	1块	—	✓	✓	✓
30	全框板材眼镜框	30副	✓	✓	✓	✓
31	全框金属眼镜架	30副	✓	✓	✓	✓
32	半框眼镜架	30副	✓	✓	✓	✓
33	无框眼镜架	30副	✓	✓	✓	✓
34	眼镜装配工具架	5个	✓	✓	✓	✓
35	玻璃划刀	10把	✓	—	—	—
36	塑胶吸盘	10个	✓	✓	✓	✓
37	塑料吸盘	10个	✓	✓	✓	✓
38	吸盘胶贴	若干	✓	✓	✓	✓
39	丝带	若干	—	✓	✓	✓
40	各种螺丝配件	若干	✓	✓	✓	✓
41	玻璃镜片	若干	—	✓	✓	✓

序号	用具设备及其他物品、材料	数量或规格说明	等级			
			五级/初级	四级/中级	三级/高级	二级/技师
42	单光镜片	若干	√	√	√	√
43	散光镜片	若干	—	√	√	√
44	双光镜片	若干	—	√	—	—
45	渐进多焦点镜片	若干	—	—	√	√
46	大眼镜布	5块	√	√	√	√
47	小眼镜布	若干	√	√	√	√
48	镜片双面贴	若干	—	√	√	√
49	酒精棉球	若干	√	√	√	√
50	眼镜定配单	若干	√	√	√	√
51	洗手液	1瓶	√	√	√	√
52	擦手纸	1包	√	√	√	√
53	抹布	3块	√	√	√	√
54	水盆	1个	√	√	√	√
55	拖把	1把	√	√	√	√

1.3.3 教学资料配备要求

（1）培训规范：《眼镜定配工国家职业技能标准》《眼镜定配工职业基本素质培训要求》《眼镜定配工职业技能培训要求》《眼镜定配工职业基本素质培训课程规范》《眼镜定配工职业技能培训课程规范》《眼镜定配工职业基本素质培训考核规范》《眼镜定配工职业技能培训理论知识考核规范》《眼镜定配工职业技能培训操作技能考核规范》。

（2）教学资源：教材教辅、网络资源等内容必须符合"（1）培训规范"。

1.3.4 管理人员配备要求

（1）专职校长：1人，应具有大专及以上文化程度、中级及以上专业技术职务任职资格，从事职业技术教育及教学管理5年以上，熟悉职业培训的有关法律法规。

（2）教学管理人员：1人以上，专职不少于1人；应具有大专及以上文化程度、中级及以上专业技术职务任职资格，从事职业技术教育及教学管理5年以上，具有丰富的教学管理经验。

（3）办公室人员：1人以上，应具有大专及以上文化程度。

（4）财务管理人员：2人，应具有大专及以上文化程度。

1.3.5　管理制度要求

应建立健全完备的管理制度，包括办学章程与发展规划、教学管理、教师管理、学员管理、财务管理、设备管理等制度。

2

课程包

2.1 培 训 要 求

2.1.1 职业基本素质培训要求

基本职业素质模块	培训内容		培训细目
1. 职业认知与职业道德	1-1	职业认知	(1) 眼镜定配行业简介 (2) 眼镜定配工的工作内容
	1-2	职业道德基本知识	(1) "四德建设"的主要内容 (2) 社会主义核心价值观 (3) 职业道德修养 (4) 眼镜定配工从业人员职业道德规范
	1-3	职业守则	眼镜定配工的职业守则
2. 眼科学基础知识	2-1	眼的解剖和生理	(1) 视觉器官的构成 (2) 眼球的解剖和生理 (3) 眼附属器的组成和功能 (4) 视路的组成和解剖
	2-2	常见眼病知识	(1) 影响视觉的常见症状 (2) 影响视觉的常见眼病
3. 光学基础知识	3-1	光的性质与传播	(1) 光的性质 (2) 光的传播速度 (3) 光辐射的度量单位
	3-2	几何光学知识	(1) 光线的概念与光束的分类 (2) 几何光学基本定律 (3) 三棱镜知识 (4) 球面透镜知识 (5) 柱面透镜(圆柱面透镜)知识 (6) 球柱面透镜知识
4. 眼镜光学知识	4-1	常用镜片知识	(1) 眼镜球面透镜知识 (2) 眼镜柱面透镜(球柱面透镜)知识 (3) 眼镜棱镜知识
	4-2	戴镜效果与镜片设计	(1) 透镜有效屈光力(有效镜度)的概念及计算 (2) 镜片的放大作用 (3) 镜片曲率和厚度的测量 (4) 镜片片形设计

基本职业素质模块	培训内容		培训细目
4. 眼镜光学知识	4-3	多焦点镜片与特殊镜片	（1）多焦点镜片的类型及特点 （2）特殊镜片的特点
5. 眼屈光学知识	5-1	眼生理光学知识	（1）眼的光学系统 （2）眼的生理性光学缺陷
	5-2	调节与集合	（1）眼的调节 （2）眼的集合
	5-3	屈光不正	（1）屈光不正的概念和影响因素 （2）远视眼知识 （3）近视眼知识 （4）散光眼知识 （5）屈光参差知识 （6）眼镜的矫正机理
6. 眼镜商品知识	6-1	镜片知识	（1）镜片的基本属性 （2）镜片材料的分类 （3）镜片材料的处理
	6-2	眼镜架知识	（1）眼镜架材料 （2）眼镜架结构 （3）眼镜架款式
	6-3	接触镜	（1）接触镜的种类 （2）接触镜材料特性及常用材料
	6-4	眼镜商品销售	（1）顾客的消费心理 （2）商务礼仪 （3）眼镜销售策略
7. 眼镜加工工艺基础知识	7-1	机械基础知识	（1）材料的分类及性能 （2）机械概述 （3）公差配合知识 （4）传动机构知识 （5）螺纹连接知识
	7-2	眼镜架制造工艺概述	（1）塑料眼镜架的制造工艺 （2）金属眼镜架的制造工艺
	7-3	镜片制造工艺概述	（1）玻璃镜片的制造工艺 （2）塑料树脂镜片的制造工艺
8. 相关法律、法规知识	相关法律、法规知识		（1）《中华人民共和国劳动法》相关知识 （2）《中华人民共和国产品质量法》相关知识 （3）《中华人民共和国计量法》相关知识 （4）《中华人民共和国消费者权益保护法》相关知识

2.1.2 五级／初级职业技能培训要求

职业功能模块	培训内容	技能目标	培训细目
1．接单	1-1 分析配镜加工单（或处方）	1-1-1 能分析配镜加工单（或处方）	配镜加工单（或处方）的分析
		1-1-2 能确认眼镜架、镜片的适配性	（1）眼镜架适配性的确认 （2）镜片适配性的确认
	1-2 核对商品	1-2-1 能进行镜片装配前核对	（1）镜片折射率的核对 （2）镜片品牌的核对 （3）镜片顶焦度的核对
		1-2-2 能进行眼镜架装配前核对	（1）眼镜架型号、色号的核对 （2）眼镜架价格的核对 （3）眼镜架品牌的核对
		1-2-3 能检查镜片表面质量	（1）镜片崩边、划痕的检查 （2）镜片表面霍光（光跳）的检查
		1-2-4 能测量镜片顶焦度及标记光学中心	（1）镜片顶焦度的测量 （2）镜片光学中心的标记
		1-2-5 能检查眼镜架外观质量和部件装配质量	（1）眼镜架外观质量的检查 （2）眼镜架部件装配质量的检查
2．模板制作	2-1 用衬片手工制作模板	2-1-1 能绘制衬片的几何中心、垂直和水平基准线	（1）衬片几何中心的作用及绘制 （2）衬片垂直基准线的作用及绘制 （3）衬片水平基准线的作用及绘制
		2-1-2 能标注衬片鼻侧及上方标志	（1）衬片鼻侧标志的标注 （2）衬片上方标志的标注
		2-1-3 能利用衬片手工制作模板	用衬片手工制作模板
	2-2 无衬片手工制作模板	2-2-1 能在模板坯上绘制几何中心、垂直和水平基准线	（1）模板坯几何中心的绘制 （2）模板坯垂直基准线的绘制 （3）模板坯水平基准线的绘制
		2-2-2 能按照镜框内缘在模板坯上画形	按照镜框内缘在模板坯上画形
		2-2-3 能标注模板坯鼻侧及上方标志	（1）模板坯鼻侧标志的标注 （2）模板坯上方标志的标注
		2-2-4 能修剪已画形的模板坯	已画形模板坯的修剪

职业功能模块	培训内容	技能目标	培训细目
3. 确定加工中心	3-1 测量眼镜架几何中心水平间距	3-1-1 能测量眼镜架几何中心水平间距	眼镜架几何中心水平间距的测量
		3-1-2 能计算眼镜架标称几何中心水平间距	眼镜架标称几何中心水平间距的计算
	3-2 确定加工移心量	3-2-1 能计算镜片水平移心量	(1) 镜片水平移心量的计算 (2) 镜片水平移心方向的判定
		3-2-2 能计算镜片垂直移心量	(1) 远用镜片垂直移心量的计算 (2) 近用镜片垂直移心量的计算
	3-3 安装吸盘	3-3-1 能使用中心仪设定水平、垂直移心位置	(1) 水平移心位置的设定 (2) 垂直移心位置的设定
		3-3-2 能使用中心仪对镜片的中心进行定位	用中心仪定位镜片中心
		3-3-3 能确定吸盘方向并上吸盘	(1) 吸盘种类的确定 (2) 吸盘方向的确定 (3) 上吸盘
4. 磨边	4-1 半自动磨边机加工参数设定	4-1-1 能选择磨削砂轮的类型	磨削砂轮类型的选定
		4-1-2 能选择半自动磨边机的冷却方式	眼镜片加工的冷却方法及选择
		4-1-3 能根据镜片厚度和类型进行尖边设置	(1) 镜片厚度和类型的确认 (2) 半自动磨边机尖边的设置
		4-1-4 能根据镜片及眼镜架材质、模板大小、砂轮磨损调整磨边尺寸	镜片磨边尺寸的调整
	4-2 磨边操作	4-2-1 能按照眼别（左右眼）方向装夹模板	按眼别方向装夹加工模板
		4-2-2 能按照吸盘指示点装夹镜片	按照吸盘指示点装夹镜片
		4-2-3 能调整镜片在粗磨区的位置	镜片在粗磨区位置的调整
		4-2-4 能在手磨砂轮机上对镜片进行倒边、倒棱	(1) 镜片倒边 (2) 镜片倒棱

职业功能模块	培训内容	技能目标	培训细目
5. 装配	5-1 安装	5-1-1 能进行塑料眼镜架的安装	塑料眼镜架的安装
		5-1-2 能进行金属眼镜架的安装	金属眼镜架的安装
		5-1-3 能进行安装眼镜时的应力检查及修正	(1) 安装眼镜的应力检查 (2) 安装眼镜的修正
	5-2 整形	5-2-1 能调整金属眼镜架的镜面角、外张角	(1) 金属眼镜架镜面角的调整 (2) 金属眼镜架外张角的调整
		5-2-2 能调整塑料眼镜架垂俯角、垂内角	(1) 眼镜架垂俯角的调整 (2) 眼镜架垂内角的调整
		5-2-3 能进行眼镜清洁和装袋	(1) 镜片和眼镜架的清洁 (2) 眼镜装袋
6. 质量检验	6-1 光学参数检验	6-1-1 能使用焦度计测量配装眼镜的顶焦度并标记光学中心	(1) 配装眼镜顶焦度的测量 (2) 配装眼镜光学中心的标记
		6-1-2 能使用直尺或游标卡尺检验配装眼镜光学中心水平距离和垂直高度	(1) 配装眼镜光学中心水平距离的检验 (2) 配装眼镜光学中心垂直高度的检验
		6-1-3 能使用厚度计测试镜片的基准点厚度	镜片基准点厚度的测定
	6-2 外观检验	6-2-1 能检验配装眼镜的装配质量	配装眼镜装配质量检验
		6-2-2 能检查眼镜架和镜片的外观质量	(1) 配装眼镜眼镜架外观质量检查 (2) 配装眼镜镜片外观质量检查
7. 校配	7-1 校配选项	7-1-1 能校配眼镜水平位置	校配眼镜水平位置
		7-1-2 能校配眼镜颞距、镜腿弯点长度	(1) 眼镜颞距校配 (2) 眼镜镜腿弯点长度校配
	7-2 校配操作	7-2-1 能校配塑料眼镜架水平位置、颞距、镜腿弯点长度	(1) 塑料眼镜架水平位置校配 (2) 塑料眼镜架颞距校配 (3) 塑料眼镜架镜腿弯点长度校配
		7-2-2 能校配金属眼镜架水平位置、颞距、镜腿弯点长度	(1) 金属眼镜架水平位置校配 (2) 金属眼镜架颞距校配 (3) 金属眼镜架镜腿弯点长度校配

职业功能模块	培训内容	技能目标	培训细目
8. 设备维护	8-1 设备日常保养	8-1-1 能对手工磨边机、半自动磨边机进行使用前的检查	(1) 手工磨边机使用前检查 (2) 半自动磨边机使用前检查
		8-1-2 能按照手工磨边机、半自动磨边机的操作说明书进行日常保养	(1) 手工磨边机的日常保养 (2) 半自动磨边机的日常保养
	8-2 简易故障排除	8-2-1 能及时发现手工磨边机、半自动磨边机常见运行故障	(1) 手工磨边机常见运行故障的发现 (2) 半自动磨边机常见运行故障的发现
		8-2-2 能排除手工磨边机、半自动磨边机运行中的常见故障	(1) 手工磨边机常见运行故障的排除 (2) 半自动磨边机常见运行故障的排除

2.1.3 四级／中级职业技能培训要求

职业功能模块	培训内容	技能目标	培训细目
1. 接单	1-1 分析配镜加工单（或处方）	1-1-1 能分析散光眼配镜加工单（或处方）	散光眼配镜加工单（或处方）的分析
		1-1-2 能鉴别环曲面镜片类型	环曲面镜片的鉴别
		1-1-3 能鉴别光致变色眼镜片变色的品质	(1) 玻璃光致变色眼镜片的鉴别 (2) 树脂光致变色眼镜片的鉴别
	1-2 核对出库商品	1-2-1 能利用视像移法测量环曲面镜片的光学中心、轴向和顶焦度	(1) 视像移法测量环曲面镜片光学中心 (2) 视像移法测量环曲面镜片轴向和顶焦度
		1-2-2 能利用手动焦度计测量环曲面镜片的顶焦度、标定轴向印点	(1) 手动焦度计测量环曲面镜片顶焦度 (2) 手动焦度计标定环曲面镜片轴向印点
		1-2-3 能利用自动焦度计测量环曲面眼镜片的顶焦度、标定轴向印点	(1) 自动焦度计测量环曲面眼镜片顶焦度 (2) 自动焦度计标定环曲面眼镜片轴向印点

续表

职业功能模块	培训内容	技能目标	培训细目
1. 接单	1-2 核对出库商品	1-2-4 能利用目测法对镀膜（染色）镜片进行配对检验	镀膜（染色）镜片配对检验
2. 模板制作	2-1 模板机制作模板	2-1-1 能选用和安放模板坯	（1）模板坯的选用 （2）模板坯的安放
		2-1-2 能在模板机上定位和固定眼镜架	（1）眼镜架的定位 （2）眼镜架的固定
		2-1-3 能操作模板机切割模板	模板机切割模板
	2-2 修整模板	2-2-1 能进行模板手工倒棱和修整	（1）模板手工倒棱 （2）模板手工修整
		2-2-2 能检验并修整模板的水平加工基准线	（1）模板水平加工基准线的检验 （2）模板水平加工基准线的修整
3. 确定加工中心	3-1 测量眼镜架几何中心水平间距与垂直高度	3-1-1 能测量半框眼镜架的几何中心水平间距	半框眼镜架几何中心水平间距的测量
		3-1-2 能测量半框眼镜架的垂直高度	半框眼镜架垂直高度的测量
	3-2 安装吸盘	3-2-1 能使用中心仪设定环曲面镜片的水平、垂直移心位置	（1）环曲面镜片水平移心位置的设定 （2）环曲面镜片垂直移心位置的设定
		3-2-2 能使环曲面镜片基准线与模板水平加工基准线相平行	环曲面镜片基准线与模板水平加工基准线相平行的操作
4. 磨边	4-1 设定半自动磨边机加工参数	4-1-1 能根据眼镜架类型及镜片顶焦度大小设置尖边	镜片尖边的设置
		4-1-2 能根据镜片曲率、眼镜圈面的弯度调整尖边曲率	镜片尖边曲率调整
	4-2 开槽操作	4-2-1 能按开槽刀具倾斜方向装夹镜片	待开槽镜片的装夹
		4-2-2 能根据镜片的类型设定开槽机槽弧类型	槽弧类型的设定
		4-2-3 能根据镜片的边缘厚薄设定槽弧位置和槽深	（1）槽弧位置的设定 （2）槽深的设定

续表

职业功能模块	培训内容	技能目标	培训细目
5. 装配	5-1 安装	5-1-1 能安装半框眼镜架和镜片	半框眼镜架和镜片的安装
		5-1-2 能更换半框眼镜架的尼龙丝线	半框眼镜架尼龙丝线的更换
	5-2 整形	5-2-1 能调整金属半框眼镜架的镜面角、外张角	（1）半框眼镜架镜面角的调整 （2）半框眼镜架外张角的调整
		5-2-2 能调整塑料眼镜架的倾斜角、镜面角、外张角和垂内角	（1）塑料眼镜架倾斜角的调整 （2）塑料眼镜架镜面角的调整 （3）塑料眼镜架外张角的调整 （4）塑料眼镜架垂内角的调整
6. 质量检验	6-1 光学参数检验	6-1-1 能使用焦度计测量环曲面眼镜顶焦度和轴向	（1）环曲面眼镜顶焦度的测量 （2）环曲面眼镜轴向的测量
		6-1-2 能检验配装眼镜光学中心水平互差及垂直互差	（1）配装眼镜光学中心水平互差的检验 （2）配装眼镜光学中心垂直互差的检验
	6-2 外观检验	6-2-1 能检验半框眼镜架尼龙丝线的松紧度	半框眼镜架尼龙丝线松紧度的检验
		6-2-2 能检查半框眼镜外观质量	（1）半框眼镜架外观质量检查 （2）半框镜片外观质量检查
7. 校配	7-1 校配选项	7-1-1 能确定改善戴镜舒适度的校配项目	改善舒适度的校配选项的确定
		7-1-2 能确定改善戴镜清晰度的校配项目	改善清晰度的校配选项的确定
	7-2 校配操作	7-2-1 能多方位校配金属眼镜	金属眼镜架的多方位校配
		7-2-2 能多方位校配塑料眼镜	塑料眼镜架的多方位校配
8. 设备维护	8-1 设备日常保养	8-1-1 能对模板机、开槽机做使用前的检查	（1）模板机使用前检查 （2）开槽机使用前检查
		8-1-2 能按照模板机、开槽机的操作说明书做日常保养	（1）模板机的日常保养 （2）开槽机的日常保养

续表

职业功能模块	培训内容	技能目标	培训细目
8. 设备维护	8-2 简易故障排除	8-2-1 能及时发现模板机、开槽机的常见运行故障	(1) 模板机常见运行故障的发现 (2) 开槽机常见运行故障的发现
		8-2-2 能排除模板机、开槽机运行中的常见故障	(1) 模板机常见运行故障的排除 (2) 开槽机常见运行故障的排除

2.1.4 三级/高级职业技能培训要求

职业功能模块	培训内容	技能目标	培训细目
1. 接单	1-1 分析配镜加工单（或处方）	1-1-1 能分析双光、渐变焦眼镜配镜加工单（或处方）	(1) 双光眼镜配镜加工单（处方）的分析 (2) 渐变焦眼镜配镜加工单（处方）的分析
		1-1-2 能测定渐变焦眼镜的单侧瞳距和瞳高	(1) 渐变焦眼镜单侧瞳距的测量 (2) 渐变焦眼镜瞳高的测量
		1-1-3 能正确使用渐变焦眼镜测量卡的各项功能	渐变焦眼镜测量卡的使用
	1-2 核对出库商品	1-2-1 能核对渐变焦镜片的标记	渐变焦镜片标记的核对
		1-2-2 能检查渐变焦镜片的顶焦度	渐变焦镜片顶焦度的测量
2. 模板制作与确定加工中心	2-1 模板扫描仪数据输入	2-1-1 能选择镜框及眼别扫描类型	(1) 镜框或镜片样板扫描类型的选择 (2) 眼别扫描类型的选择
		2-1-2 能设置模板扫描仪的内、外扫描	(1) 模板扫描仪内扫描的设置 (2) 模板扫描仪外扫描的设置
		2-1-3 能设置模板扫描仪进行镜片片形修改	(1) 镜片片形样式修改的设置 (2) 镜片片形尺寸修改的设置
	2-2 全自动磨边机定中心操作	2-2-1 能在全自动磨边机上输入相关配镜参数	配镜参数的输入
		2-2-2 能在全自动磨边机上确定镜片加工中心并安装吸盘	(1) 镜片表面贴保护膜 (2) 镜片加工中心确定 (3) 吸盘安装

续表

职业功能模块	培训内容	技能目标	培训细目
3．磨边	3-1 设定全自动磨边机加工参数	3-1-1 能根据眼镜片类型选择自动磨边机的压力	磨边压力的选择
		3-1-2 能设定镜片材质类型和冷却方式	(1) 镜片材质类型的设定 (2) 镜片冷却方式的设定
		3-1-3 能设置待磨镜片尖边类型	(1) 自动尖边的设置 (2) 自定义尖边的设置
	3-2 钻孔操作	3-2-1 能确定无框架眼镜钻孔位置	(1) 原样板镜片钻孔位置的确定 (2) 修改样板镜片钻孔位置的确定
		3-2-2 能进行镜片的预钻和成型钻	(1) 孔边距确定 (2) 镜片预钻 (3) 镜片成型钻
4．装配	4-1 安装	4-1-1 能对镜片钻孔处安装塑料套管、垫片	(1) 塑料套管的安装 (2) 垫片的安装
		4-1-2 能装配无框架眼镜	无框架眼镜的装配
		4-1-3 能处理无框架眼镜连接松动	无框架眼镜连接松动问题的处理
	4-2 整形	4-2-1 能调整金属无框架眼镜连接部位形状	金属无框架眼镜连接部位形状的调整
		4-2-2 能调整金属无框眼镜架的镜面角、身腿倾斜角、外张角	(1) 金属无框眼镜架镜面角的调整 (2) 金属无框眼镜架身腿倾斜角的调整 (3) 金属无框眼镜架外张角的调整
5．质量检验	5-1 光学参数检验	5-1-1 能使用焦度计测量渐变焦眼镜的光学参数	(1) 渐变焦眼镜远用区顶焦度的测量 (2) 渐变焦眼镜棱镜度的测量 (3) 渐变焦眼镜附加顶焦度的测量
		5-1-2 能使用渐变焦眼镜测量卡检验光学中心的位置	(1) 单侧光心距的测量 (2) 单侧瞳高的测量
		5-1-3 能恢复渐变焦眼镜的显性标记	(1) 渐变焦眼镜配适点水平位置的恢复 (2) 渐变焦眼镜棱镜基准点的恢复

职业功能模块	培训内容	技能目标	培训细目
5．质量检验	5-2 外观检查	5-2-1 能检查无框架眼镜的外观质量	（1）无框架眼镜鼻梁固定孔位水平线的检查 （2）无框架眼镜左右镜片桩头孔位水平线的检查
		5-2-2 能检查渐变焦眼镜的外观质量	（1）眼镜架外观质量检查 （2）镜片外观质量检查
6．校配	6-1 校配选项	6-1-1 能判断特殊脸型戴镜者的特征	特殊脸型戴镜者特征的判断
		6-1-2 能分析特殊脸型戴镜问题，并确定校配选项	特殊脸型戴镜问题分析与校配选项的确定
		6-1-3 能判断渐变焦眼镜戴镜不适的校配选项	渐变焦眼镜校配选项的确定
	6-2 校配操作	6-2-1 能对特殊脸型戴镜者进行眼镜校配	特殊脸型戴镜者的眼镜校配
		6-2-2 能选用合适工具校配无框架眼镜	无框架眼镜的校配工具的选用
		6-2-3 能选用合适工具校配渐变焦眼镜	渐变焦眼镜的校配工具的选用
7．设备维护	7-1 设备日常保养	7-1-1 能对全自动磨边机及模板扫描仪、钻孔机进行使用前的检查	（1）全自动磨边机使用前的检查 （2）模板扫描仪使用前的检查 （3）钻孔机使用前的检查
		7-1-2 能按照全自动磨边机及模板扫描仪、钻孔机操作说明书进行日常保养	（1）全自动磨边机的日常保养 （2）模板扫描仪的日常保养 （3）钻孔机的日常保养
	7-2 简易故障排除	7-2-1 能发现全自动磨边机及模板扫描仪、钻孔机运行故障	（1）全自动磨边机运行故障的发现 （2）模板扫描仪运行故障的发现 （3）钻孔机运行故障的发现
		7-2-2 能排除全自动磨边机及模板扫描仪、钻孔机运行的常见故障	（1）全自动磨边机运行常见故障的排除 （2）模板扫描仪运行常见故障的排除 （3）钻孔机运行常见故障的排除

2.1.5 二级／技师职业技能培训要求

职业功能模块	培训内容	技能目标	培训细目
1. 接单	1-1 分析配镜加工单（或处方）	1-1-1 能分析斜视矫正眼镜配镜加工单（或处方）	斜视矫正眼镜配镜加工单（或处方）的书写及解读
		1-1-2 能分析低视力矫正眼镜配镜加工单（或处方）	低视力矫正眼镜配镜加工单（或处方）的书写及解读
	1-2 核对出库商品	1-2-1 能使用焦度计测量三棱镜眼镜的棱镜度	(1) 三棱镜镜片标记 (2) 三棱镜眼镜棱镜度测量
		1-2-2 能计算偏心眼镜镜片最小有效直径	(1) 三棱镜眼镜片偏移量的计算 (2) 偏心眼镜镜片最小有效直径的计算
2. 确定加工中心	2-1 镜片产生三棱镜效果的光心偏移量确定	2-1-1 能进行球柱面透镜附加三棱镜效果光心偏移量计算	(1) 三棱镜效果光心偏移量计算 (2) 球柱面透镜附加三棱镜效果光心偏移量计算
		2-1-2 能确定含三棱镜球柱镜片的设计中心	三棱镜球柱镜片设计中心的确定
	2-2 定中心操作	2-2-1 能使用中心仪对三棱镜确定加工中心	三棱镜加工中心的确定
		2-2-2 能在三棱镜镜片上安装吸盘	三棱镜镜片吸盘的安装
3. 磨边与装配	3-1 三棱镜磨边	3-1-1 能根据镜片顶底边厚及曲率确定尖边位置	(1) 三棱镜镜片尖边位置的设置 (2) 自定义设计尖边的设置
		3-1-2 能在磨边机上进行三棱镜镜片的磨边	三棱镜镜片磨边
	3-2 安装	3-2-1 能确定带三棱镜度镜片的底顶向	用正切尺测量三棱镜度
		3-2-2 能装配带三棱镜度的眼镜	(1) 带三棱镜度眼镜的测量 (2) 带三棱镜度眼镜的调整 (3) 带三棱镜度眼镜底顶位置的调整

续表

职业功能模块	培训内容	技能目标	培训细目
4. 镜片的二次加工	4-1 加工数据计算	4-1-1 能使用二次加工计算软件进行数据输入	(1) 处方数据的输入 (2) 半成品镜片数据的输入
		4-1-2 能用二次加工计算软件计算被加工镜片的加工数据	使用二次加工软件计算镜片的加工数据
	4-2 定位和上盘	4-2-1 能使用划线仪按加工数据要求正确划线	使用划线仪按加工数据要求划线
		4-2-2 能使用保护胶纸对镜片已加工面进行保护	保护胶纸的使用
		4-2-3 能使用上盘装置按加工数据上盘	使用上盘装置按加工数据上盘
	4-3 镜片内表面研磨	4-3-1 能使用粗磨机对上盘镜片进行粗磨加工	粗磨机对上盘镜片的粗磨加工
		4-3-2 能使用精磨加工机对粗磨后镜片进行精磨加工	精磨加工机对粗磨镜片的精磨加工
		4-3-3 能使用精磨抛光机对精磨后镜片进行抛光加工	精磨抛光机对精磨镜片的抛光加工
	4-4 下盘与检测	4-4-1 能使用下盘环正确分离低温合金，去除保护胶纸，清洁镜片	(1) 低温合金的分离 (2) 保护胶纸的去除 (3) 镜片的清洁
		4-4-2 能对已完成二次加工的镜片按处方及表面加工质量要求进行检测	二次加工镜片的检测
5. 树脂眼镜片的染色	5-1 染色、脱色液的制作	5-1-1 能根据染料产品说明书制作染色液	(1) 树脂镜片的染色 (2) 染色液的配制
		5-1-2 能根据染料产品说明书制作脱色液	(1) 树脂镜片的脱色 (2) 脱色液的配制
	5-2 染色操作	5-2-1 能根据色卡或样片进行单色染色	(1) 单色染色 (2) 单色染色效果控制
		5-2-2 能根据色卡或样片进行混合染色	(1) 色卡染色 (2) 混合染色
		5-2-3 能根据色卡或样片进行渐变染色	渐变染色

职业功能模块	培训内容	技能目标	培训细目
6. 质量检验	6-1 光学参数检验	6-1-1 能使用焦度计检验带三棱镜眼镜的顶焦度、棱镜度和基底方向	(1) 带三棱镜眼镜顶焦度的检验 (2) 带三棱镜眼镜棱镜度和基底方向的检验
		6-1-2 能使用焦度计检验带三棱镜眼镜设计中心	带三棱镜眼镜设计中心的检验
	6-2 染色眼镜片的检测	6-2-1 能进行染色镜片透光率的测定	染色镜片透光率的测定
		6-2-2 能进行染色镜片色差检查	染色镜片色差检查
7. 校配	7-1 校配选项	7-1-1 能确定戴镜不适校配项目	(1) 戴镜不适的光学效果分析 (2) 戴镜不适校配选项的确定
		7-1-2 能分析渐变焦眼镜戴镜不适原因及校配选项	(1) 渐变焦眼镜戴镜不适的分析 (2) 渐变焦眼镜戴镜不适校配选项的确定
	7-2 校配操作	7-2-1 能实施戴镜不适的校配操作	戴镜不适的光学效果校配
		7-2-2 能对戴镜不适的渐变焦眼镜进行校配	渐变焦眼镜戴镜不适的校配
8. 培训与管理	8-1 培训	8-1-1 能实施培训教案的编写	(1) 国内、外眼镜专业资料的检索 (2) 培训计划与教学大纲的编写 (3) 培训教案的编写
		8-1-2 能对三级／高级工及以下级别人员进行实训培训	(1) 教学幻灯片的制作 (2) 教学幻灯片的播放
	8-2 管理	8-2-1 能结合工作实际合理配置定配加工设备	眼镜定配加工实验室的设备配置
		8-2-2 能结合工作实际合理配置加工工位和人员	(1) 眼镜定配加工实验室的工位配置 (2) 眼镜定配加工实验室的人员配置与管理
		8-2-3 能撰写工作总结	工作总结的撰写

2.2 课 程 规 范

2.2.1 职业基本素质培训课程规范

模块	课程	学习单元	课程内容	培训建议	课堂学时
1. 职业认知与职业道德	1-1 职业认知	职业认知	1) 眼镜定配行业简介	（1）方法：讲授法 （2）重点与难点：眼镜定配工的工作内容	1
			2) 眼镜定配工的工作内容		
	1-2 职业道德基本知识	道德与职业道德	1) 道德 ①道德的含义 ②维持道德的依据 ③公民道德规范 ④社会主义核心价值观	（1）方法：讲授法、案例教学法 （2）重点与难点：服务态度、服务质量、职业道德三者之间的关系	2
			2) 职业道德 ①职业道德的概念 ②各行业共同的道德内容 ③服务态度、服务质量、职业道德三者之间的关系 ④加强职业道德修养		
	1-3 职业守则	职业守则	1) 遵纪守法，爱岗敬业	（1）方法：讲授法、案例教学法 （2）重点与难点：眼镜定配工职业守则	1
			2) 工作认真负责，自觉履行职责		
			3) 文明礼貌，热情待客，全心全意为消费者服务		
			4) 刻苦学习，勤奋钻研，掌握现代知识和技能		
			5) 谦虚谨慎，团结协作，主动配合		
			6) 遵守操作规范，爱护仪器设备		

续表

模块	课程	学习单元	课程内容	培训建议	课堂学时
2. 眼科学基础知识	2-1 眼的解剖和生理	（1）视觉器官的构成	1）眼球概述 2）眼附属器概述 3）视路概述	（1）方法：讲授法、案例教学法 （2）重点与难点：视觉器官的特点	2
		（2）眼球的解剖和生理	1）眼球壁的解剖和生理 2）眼球腔体的解剖和生理 3）眼内容物的解剖和生理	（1）方法：讲授法、案例教学法、演示法 （2）重点与难点：眼球壁的解剖和生理	2
		（3）眼附属器的组成和功能	1）睫毛的位置和作用 2）眼睑的组成和作用 3）结膜的组成和作用 4）泪器的组成 5）眼外肌的组成和功能 6）眼眶的组成	（1）方法：讲授法、案例教学法 （2）重点与难点：结膜的组成和作用	2
		（4）视路的组成和解剖	1）视路的组成 2）视路的解剖 ①视交叉的解剖 ②视束的解剖 ③外侧漆状体的解剖 ④视放射的解剖 ⑤视皮质的解剖	（1）方法：讲授法、案例教学法 （2）重点：视路的组成 （3）难点：视路的解剖	2
	2-2 常见眼病知识	（1）影响视觉的常见症状	1）视力下降 2）视野缺损	（1）方法：讲授法、案例教学法 （2）重点与难点：影响视觉的常见症状和体征	2
		（2）影响视觉的常见眼病	1）角膜疤痕的原因及其与视觉质量的关系 2）白内障的形成原因 3）玻璃体混浊的原因及症状 4）老年性黄斑变性的分类	（1）方法：讲授法、案例教学法	2

续表

模块	课程	学习单元	课程内容	培训建议	课堂学时
2. 眼科学基础知识	2-2 常见眼病知识	(2) 影响视觉的常见眼病	5) 视网膜脱离的原因、症状及体征	(2) 重点与难点：影响视觉常见眼病的种类	
			6) 视网膜色素变性的原因和临床表现		
			7) 视网膜中央静脉栓塞的症状		
			8) 视网膜中央动脉栓塞的症状和体征		
			9) 视神经炎的症状和体征		
			10) 视神经萎缩的原因和症状		
			11) 青光眼的分类和特点		
3. 光学基础知识	3-1 光的性质与传播	(1) 光的性质	1) 可见光谱及光波颜色	(1) 方法：讲授法、案例教学法 (2) 重点与难点：光的性质	1
			2) 光源的概念及分类		
			3) 平面光波的概念		
		(2) 光的传播速度	1) 介质的概念	(1) 方法：讲授法、案例教学法 (2) 重点与难点：折射率	1
			2) 光在真空中的速度		
			3) 光在介质中的速度		
			4) 折射率		
		(3) 光辐射的度量单位	1) 光辐射功率与光通量	(1) 方法：讲授法、案例教学法 (2) 重点与难点：光辐射的度量单位	2
			2) 发光强度与明度		
			3) 光照强度		
	3-2 几何光学知识	(1) 光线的概念与光束的分类	1) 光线的概念	(1) 方法：讲授法、案例教学法 (2) 重点与难点：光束的分类	2
			2) 光束的分类		
		(2) 几何光学基本定律	1) 光的直线传播定律	(1) 方法：讲授法、案例讲授法 (2) 重点与难点：几何光学基本定律	2
			2) 光的反射定律和折射定律		

续表

模块	课程	学习单元	课程内容	培训建议	课堂学时
3. 光学基础知识	3-2 几何光学知识	（3）三棱镜知识	1）三棱镜的结构 2）三棱镜的光学特性 3）三棱镜的视觉效应 4）三棱镜屈光力及度量单位	（1）方法：讲授法、案例教学法 （2）重点：三棱镜的光学特性 （3）难点：三棱镜的视觉效应	2
		（4）球面透镜知识	1）球面透镜的结构和类别 2）球面透镜的光学特性 3）球面透镜的成像规则及成像公式	（1）方法：讲授法、案例教学法 （2）重点：球面透镜的类别 （3）难点：球面透镜的成像规则	2
		（5）柱面透镜（圆柱面透镜）知识	1）柱面透镜的结构 2）柱面透镜的光学特性	（1）方法：讲授法、案例教学法 （2）重点与难点：柱面透镜的光学特性	2
		（6）球柱面透镜知识	1）球柱面透镜的结构 2）球柱面透镜的光学特性	（1）方法：讲授法 （2）重点与难点：球柱面透镜的光学特性	2
4. 眼镜光学知识	4-1 常用镜片知识	（1）眼镜球面透镜知识	1）球面透镜屈光力及计算 2）球面透镜的联合计算 3）球面透镜的转换计算	（1）方法：讲授法 （2）重点与难点：球面透镜的联合与转换	4
		（2）眼镜柱面透镜（球柱面透镜）知识	1）柱面透镜的屈光力及轴向表示方法 2）柱面透镜的联合与转换计算 3）球柱面透镜屈光力的表达方法 4）球柱面透镜的联合与转换计算	（1）方法：讲授法 （2）重点与难点：球柱面透镜的联合与转换	4
		（3）眼镜三棱镜知识	1）三棱镜的底向标示方法 2）球面透镜的三棱镜效应	（1）方法：讲授法	4

续表

模块	课程	学习单元	课程内容	培训建议	课堂学时
4. 眼镜光学知识	4-1 常用镜片知识	(3) 眼镜三棱镜知识	3) 眼镜三棱镜效应现象的类型	(2) 重点与难点：三棱镜的底向标示方法	
			4) 眼镜偏心的三棱镜基底		
	4-2 戴镜效果与镜片设计	(1) 透镜有效屈光力（有效镜度）的概念及计算	1) 有效屈光力的概念	(1) 方法：讲授法、案例教学法 (2) 重点与难点：透镜有效屈光力的计算	4
			2) 透镜有效屈光力的计算		
		(2) 镜片的放大作用	1) 透镜放大倍率的计算	(1) 方法：讲授法 (2) 重点与难点：透镜放大倍率的计算	4
			2) 散光眼视物变形的原因		
		(3) 镜片曲率和厚度的测量	1) 镜片的曲率和测量方法	(1) 方法：讲授法、演示法 (2) 重点与难点：使用焦度表测量镜片的曲率	4
			2) 镜片的厚度和测量方法		
		(4) 镜片片形设计	1) 镜片像差的分类及特点	(1) 方法：讲授法、案例教学法 (2) 重点与难点：镜片像差的分类及特点	4
			2) 镜片双面的曲度调配		
			3) 基曲对镜片光学质量的影响		
	4-3 多焦点镜片与特殊镜片	(1) 多焦点镜片的类型及特点	1) 双光镜片（双焦镜片）的类型及特点	(1) 方法：讲授法、演示法 (2) 重点：双光镜片的类型 (3) 难点：双光镜片的三棱镜效应	4
			2) 三焦镜片的类型及特点		
			3) 渐变焦镜片的标识及分类		
		(2) 特殊镜片的特点	1) 等像镜片的特点	(1) 方法：讲授法、案例教学法、演示法 (2) 重点：菲涅尔透镜的特点 (3) 难点：眼镜放大率的计算	4
			2) 菲涅尔透镜的特点		

续表

模块	课程	学习单元	课程内容	培训建议	课堂学时
5. 眼屈光学知识	5-1 眼生理光学知识	（1）眼的光学系统	1）眼的屈光结构和光学常数 2）眼的三对基点 3）简化眼概念 4）视网膜成像 ①视网膜成像的计算 ②视网膜成像的影响因素及意义 5）眼的生理轴与角 ①光轴 ②视轴 ③固定轴 ④视角 ⑤γ角 ⑥Kappa角	（1）方法：讲授法、演示法 （2）重点：眼的光学系统的组成 （3）难点：视网膜成像的计算	2
		（2）眼的生理性光学缺陷	1）球面像差形成的原因及应用 2）色像差形成的原因及应用	（1）方法：讲授法、案例教学法 （2）重点与难点：球面像差对眼睛的影响	2
	5-2 调节与集合	（1）眼的调节	1）调节的定义 2）调节的联动 3）调节的相关概念 4）调节与眼屈光状态的关系 5）老视眼的形成机理	（1）方法：讲授法、案例教学法 （2）重点：调节的相关概念 （3）难点：调节相关计算	2
		（2）眼的集合	1）集合的定义 2）集合的相关概念 3）集合与眼屈光状态的关系	（1）方法：讲授法、案例教学法 （2）重点：集合的相关概念 （3）难点：集合与眼屈光状态的关系	2
	5-3 屈光不正	（1）屈光不正的概念和影响因素	1）屈光不正的概念 2）屈光不正的影响因素	（1）方法：讲授法、案例教学法 （2）重点与难点：屈光不正的影响因素	2

续表

模块	课程	学习单元	课程内容	培训建议	课堂学时
5. 眼屈光学知识	5-3 屈光不正	(2) 远视眼知识	1) 远视眼的成因	(1) 方法：讲授法、案例教学法 (2) 重点：远视眼的临床表现 (3) 难点：远视眼的矫正方法	4
			2) 远视眼的屈光		
			3) 远视眼的分类		
			4) 远视眼的临床表现		
			5) 远视眼的矫正方法		
		(3) 近视眼知识	1) 近视眼的患病率	(1) 方法：讲授法、案例教学法 (2) 重点：单纯性近视眼的临床表现 (3) 难点：近视眼的矫正方法	4
			2) 近视眼的成因		
			3) 近视眼的屈光		
			4) 近视眼的分类		
			5) 单纯性近视眼的临床表现		
			6) 近视眼的矫正方法		
			7) 近视眼的预防		
		(4) 散光眼知识	1) 散光眼的成因	(1) 方法：讲授法、案例教学法 (2) 重点：散光眼的临床表现 (3) 难点：散光眼的矫正方法	4
			2) 散光眼的屈光		
			3) 散光眼的分类		
			4) 散光眼的临床表现		
			5) 散光眼的矫正方法		
		(5) 屈光参差知识	1) 屈光参差的成因	(1) 方法：讲授法、案例教学法 (2) 重点：屈光参差的临床表现 (3) 屈光参差的矫正方法	4
			2) 屈光参差的临床表现		
			3) 屈光参差的矫正方法		
		(6) 眼镜的矫正机理	1) 眼的远点与远点球面	(1) 方法：讲授法、案例教学法 (2) 重点：眼的远点与远点球面 (3) 难点：眼镜的矫正机理	2
			2) 矫正机理学说		
			3) 眼镜透镜的焦点与焦线		
6. 眼镜商品知识	6-1 镜片知识	(1) 镜片的基本属性	1) 镜片的光学属性	(1) 方法：讲授法、案例教学法 (2) 重点：镜片的色散率 (3) 难点：光的衍射	4
			2) 镜片的物理属性		
			3) 镜片的化学属性		

续表

模块	课程	学习单元	课程内容	培训建议	课堂学时
6. 眼镜商品知识	6-1 镜片知识	（2）镜片材料的分类	1）玻璃介质材料 ①普通玻璃材料 ②高折射率玻璃材料 ③着色玻璃材料 ④玻璃光致变色材料 2）天然水晶材料 3）光学树脂介质材料 ①热固性材料 ②热塑性材料	（1）方法：讲授法、演示法、案例教学法 （2）重点：各种介质材料的分类 （3）难点：各种介质材料的特点	4
		（3）镜片材料的处理	1）镜片表面加膜处理 2）镜片表面染色处理 3）光致变色镜片	（1）方法：讲授法、演示法、案例教学法 （2）重点：眼镜表面膜层的分类 （3）难点：眼镜表面膜层的特点	4
	6-2 眼镜架知识	（1）眼镜架材料	1）金属材料的分类及特点 2）非金属材料的分类及特点 3）天然材料的分类及特点	（1）方法：讲授法、演示法、案例教学法 （2）重点：眼镜架材料的分类 （3）难点：眼镜架材料的特点	6
		（2）眼镜架结构	1）眼镜架各部位名称 2）眼镜架规格尺寸相关概念 3）眼镜架规格尺寸的表示方法 ①方框法 ②基准线法	（1）方法：讲授法、演示法、案例教学法 （2）重点：眼镜架各部位的名称 （3）难点：眼镜架规格尺寸相关概念	2
		（3）眼镜架款式	1）眼镜架款式按照材料分类 2）眼镜架款式按照结构分类		2

续表

模块	课程	学习单元	课程内容	培训建议	课堂学时
6. 眼镜商品知识	6-3 接触镜	(1) 接触镜的种类	1）按材料质地分类	(1) 方法：讲授法、演示法、案例教学法 (2) 重点与难点：各种接触镜的特点	4
			2）按功能分类		
			3）按对视力矫正方式分类		
			4）按佩戴方式分类		
			5）按镜片更换周期分类		
			6）按镜片含水量分类		
		(2) 接触镜材料特性及常用材料	1）接触镜材料特性	(1) 方法：讲授法、演示法、案例教学法 (2) 重点与难点：接触镜的透氧性与氧气传导	4
			2）接触镜的常用材料		
	6-4 眼镜商品销售	(1) 顾客的消费心理	1）顾客的消费心理过程	(1) 方法：讲授法、情景表演法、案例教学法 (2) 重点与难点：顾客的消费心理过程	6
			2）顾客的消费需求、动机及行为		
			3）不同顾客的消费心理		
			4）消费心理的影响因素		
		(2) 商务礼仪	1）商务礼仪的含义与原则	(1) 方法：讲授法、情景表演法、案例教学法 (2) 重点与难点：接待礼仪	4
			2）接待礼仪		
			3）通信礼仪		
			4）商务形象		
		(3) 眼镜销售策略	1）产品策略	(1) 方法：讲授法、角色扮演法、演示法、案例教学法 (2) 重点与难点：推销策略	4
			2）品牌策略		
			3）价格策略		
			4）推销策略		
7. 眼镜加工工艺基础知识	7-1 机械基础知识	(1) 材料的分类及性能	1）材料的分类	(1) 方法：讲授法、案例教学法 (2) 重点与难点：材料的机械性能	1
			2）材料的性能 ①机械性能 ②物理性能 ③化学性能 ④工艺性能		

续表

模块	课程	学习单元	课程内容	培训建议	课堂学时
7. 眼镜加工工艺基础知识	7-1 机械基础知识	（2）机械概述	1）机器和机构 2）机器的组成 3）机械摩擦、磨损和润滑	（1）方法：讲授法、案例教学法 （2）重点与难点：机器的组成	2
		（3）公差配合知识	1）公差配合基本概念 2）公差配合基本术语 3）几何公差 ①形状公差 ②位置公差 4）表面粗糙度	（1）方法：讲授法、案例教学法 （2）重点与难点：公差配合基本术语	2
		（4）传动机构知识	1）传动的方式 2）常见传动方式的组成与特点	（1）方法：讲授法 （2）重点与难点：常见传动方式的组成与特点	2
		（5）螺纹连接知识	1）螺纹的分类 2）螺纹连接的基本类型 3）螺纹连接的预紧、放松及失效	（1）方法：讲授法 （2）重点与难点：螺纹连接的基本类型	2
	7-2 眼镜架制造工艺概述	（1）塑料眼镜架的制造工艺	1）铣削成型－醋酸纤维板材眼镜架生产工艺 2）注塑成型－注塑眼镜架生产工艺	（1）方法：讲授法 （2）重点：塑料眼镜架的成型方法 （3）难点：塑料眼镜架生产工艺流程	2
		（2）金属眼镜架的制造工艺	1）眼镜零部件的加工制作 2）焊接工艺 3）电镀工艺 4）最终组装	（1）方法：讲授法 （2）重点与难点：金属眼镜架的制造工艺	2
	7-3 镜片制造工艺概述	（1）玻璃镜片的制造工艺	1）光学玻璃镜片的热加工 2）光学玻璃镜片的冷加工	（1）方法：讲授法 （2）重点与难点：镜片的制造工艺	2

续表

模块	课程	学习单元	课程内容	培训建议	课堂学时
7. 眼镜加工工艺基础知识	7-3 镜片制造工艺概述	(2) 塑料树脂镜片的制造工艺	1) 热固性塑料树脂CR-39镜片的制造 2) 热塑性塑料树脂PC镜片的制造	(1) 方法：讲授法 (2) 重点与难点：塑料树脂镜片的制造工艺	1
8. 相关法律、法规知识	相关法律、法规知识	(1)《中华人民共和国劳动法》相关知识	1)《中华人民共和国劳动法》概述 2) 劳动者的权利和义务 3)《中华人民共和国劳动法》的主要内容	(1) 方法：讲授法 (2) 重点与难点：《中华人民共和国劳动法》的主要内容	4
		(2)《中华人民共和国产品质量法》相关知识	1)《中华人民共和国产品质量法》概述 2) 产品质量的监督 3) 生产者、销售者的产品质量责任和义务	(1) 方法：讲授法、案例教学法 (2) 重点与难点：产品质量的监督	2
		(3)《中华人民共和国计量法》相关知识	1)《中华人民共和国计量法》概述 2) 计量基准器具、计量标准器具和计量检定 3) 计量器具管理	(1) 方法：讲授法、案例教学法 (2) 重点与难点：计量基准器具、计量标准器具和计量检定	4
		(4)《中华人民共和国消费者权益保护法》相关知识	1)《中华人民共和国消费者权益保护法》概述 2) 消费者的权利 3) 经营者的义务 4) 经营者的法律责任	(1) 方法：讲授法、案例教学法 (2) 重点与难点：经营者的法律责任	2

2.2.2　五级／初级职业技能培训课程规范

模块	课程	学习单元	课程内容	培训建议	课堂学时
1. 接单	1-1 分析配镜加工单（或处方）	(1) 球面透镜验光处方的阅读	1) 验光处方的内容 ①顾客资料 ②光学数据 ③其他记录	(1) 方法：讲授法、案例教学法、讨论法	2

续表

模块	课程	学习单元	课程内容	培训建议	课堂学时
1．接单	1–1　分析配镜加工单（或处方）	（1）球面透镜验光处方的阅读	2）验光处方的名词术语和缩写 3）验光处方格式 ①表格式处方 ②便笺式处方	（2）重点：光学数据的内容 （3）难点：正确书写光学数据	
		（2）球面透镜配镜加工单（或处方）的书写	1）配镜加工单（或处方）的内容 ①客户资料 ②光学数据 ③定镜品种 ④加工要求 ⑤工作过程记录	（1）方法：讲授法、演示法、讨论法 （2）重点：配镜加工单（或处方）的格式 （3）难点：正确书写配镜加工单（或处方）	2
			2）配镜加工单（或处方）各联的作用 ①收款存根 ②取镜证明 ③发料证明 ④配镜证明 ⑤对号单 ⑥生产单		
			3）配镜加工单（或处方）的条码		
			4）配镜加工单（或处方）的格式		
		（3）眼镜架适配性的确认	1）眼镜架的分类 ①按材料分类 ②按眼镜架造型分类 ③按眼镜架用途分类 ④按眼镜架规格分类	（1）方法：讨论法、演示法、讲授法 （2）重点：眼镜架的分类和选择 （3）难点：正确进行眼镜架适配性的确认	4
			2）眼镜架的选择 ①眼镜架材料性能要求 ②眼镜架规格的选择 ③装配不同镜片的眼镜架的选择 ④眼镜架款式的选择		

課程包

续表

模块	课程	学习单元	课程内容	培训建议	课堂学时
1. 接单	1-1 分析配镜加工单（或处方）	（4）镜片适配性的确认	1）镜片的分类 ①按材料分类 ②按镜片用途分类 2）镜片的选择 ①矫正视力镜片的性能要求 ②矫正视力镜片的材料选择 ③透镜表面设计的选择 ④透镜直径大小的选择	（1）方法：讨论法、演示法、讲授法 （2）重点：镜片的分类和选择 （3）难点：正确进行球面透镜适配性的确认	4
	1-2 核对商品	（1）镜片装配前核对	1）镜片核对的意义 2）装配前核对项目 ①核对折射率 ②核对品牌 ③核对顶焦度	（1）方法：讨论法、演示法、讲授法 （2）重点：镜片的核对项目 （3）难点：正确进行镜片装配前核对	1
		（2）眼镜架装配前核对	1）眼镜架核对的意义 2）装配前核对项目 ①核对型号、色号 ②核对价格 ③核对品牌	（1）方法：讨论法、演示法、讲授法 （2）重点：眼镜架的核对项目 （3）难点：正确进行眼镜架装配前核对	1
		（3）镜片表面质量检查	1）镜片表面质量检查项目 2）镜片表面质量检查步骤	（1）方法：讲授法、演示法 （2）重点：镜片表面质量检查项目 （3）难点：正确检查镜片表面质量	1
		（4）镜片顶焦度的测量和光学中心的标记	1）焦度计的结构 2）焦度计的使用方法 3）焦度计测量镜片顶焦度和标记光学中心的步骤	（1）方法：演示法、讲授法、案例教学法 （2）重点：焦度计的使用方法 （3）难点：利用焦度计测量镜片顶焦度	2

046

续表

模块	课程	学习单元	课程内容	培训建议	课堂学时
1. 接单	1-2 核对商品	（5）眼镜架外观质量和部件装配质量的检查	1）眼镜架外观质量和部件装配质量的检查项目	（1）方法：演示法、讲授法、案例教学法 （2）重点：眼镜架外观质量和部件装配质量的检查步骤 （3）难点：正确检查眼镜架外观质量和部件装配质量	1
			2）眼镜架外观质量和部件装配质量的检查步骤		
2. 模板制作	2-1 用衬片手工制作模板	（1）衬片几何中心、垂直和水平基准线的作用	1）衬片的作用	（1）方法：讲授法、演示法 （2）重点与难点：衬片几何中心、垂直和水平基准线的作用	1
			2）衬片几何中心的作用		
			3）衬片垂直和水平基准线的作用		
		（2）衬片几何中心、垂直和水平基准线的绘制	1）衬片垂直基准线的绘制步骤	（1）方法：讲授法、演示法 （2）重点与难点：衬片几何中心、水平和垂直基准线的绘制	2
			2）衬片水平基准线的绘制步骤		
			3）衬片几何中心的绘制步骤		
		（3）衬片鼻侧及上方标志的标注	1）衬片鼻侧及上方标志标注的意义	（1）方法：讲授法、演示法 （2）重点：衬片鼻侧及上方标志的标注方法 （3）难点：正确标注鼻侧及上方标志	1
			2）衬片鼻侧及上方标志标注的步骤		
		（4）用衬片手工制作模板的方法	1）制作工具的认知	（1）方法：讲授法、演示法 （2）重点与难点：用衬片手工制作模板的步骤	2
			2）用衬片手工制作模板的步骤		
			3）操作安全注意事项		

课程包

模块	课程	学习单元	课程内容	培训建议	课堂学时
2. 模板制作	2-2 无衬片手工制作模板	(1) 模板坯几何中心、垂直及水平基准线的绘制	1) 模板坯的认知	(1) 方法：讲授法、演示法 (2) 重点与难点：在模板坯上画出几何中心、垂直和水平基准线的方法	1
			2) 几何中心、垂直及水平基准线的绘制 ①模板几何中心的绘制步骤 ②模板垂直基准线的绘制步骤 ③模板水平基准线的绘制步骤		
		(2) 按照镜框内缘在模板坯上画形	1) 按照镜框内缘在模板坯上画形的意义	(1) 方法：讲授法、演示法 (2) 重点与难点：在镜框内缘画形的方法	2
			2) 按照镜框内缘在模板坯上画形的方法		
			3) 按照镜框内缘在模板坯上画形的步骤		
		(3) 模板坯鼻侧及上方标志的标注	1) 模板坯鼻侧及上方标志标注的意义	(1) 方法：讲授法、演示法 (2) 重点与难点：在模板坯上标注鼻侧及上方标志的步骤	1
			2) 模板坯鼻侧及上方标志标注的步骤		
		(4) 已画形模板坯的修剪	1) 模板坯的剪切手法	(1) 方法：讲授法、演示法 (2) 重点：已画形模板坯的修剪方法 (3) 难点：正确剪切和修正已画形模板坯	1
			2) 模板坯的剪切部位		
			3) 模板坯的修正手法		
			4) 模板坯的安装		
3. 确定加工中心	3-1 测量眼镜架几何中心水平间距	(1) 眼镜架几何中心水平间距的测量	1) 眼镜架几何中心的重要性	(1) 方法：讨论法、演示法、讲授法 (2) 重点与难点：眼镜架几何中心水平间距的测量方法	2
			2) 眼镜架几何中心的作用		
			3) 眼镜架几何中心水平间距的测量工具		
			4) 眼镜架几何中心水平间距的测量方法		

模块	课程	学习单元	课程内容	培训建议	课堂学时
3. 确定加工中心	3-1 测量眼镜架几何中心水平间距	（2）眼镜架标称几何中心水平间距的计算	1）眼镜架的标称尺寸	（1）方法：讨论法、演示法、讲授法 （2）重点与难点：眼镜架标称几何中心水平间距的计算方法	1
			2）眼镜架标称几何中心水平间距的计算方法		
	3-2 确定加工移心量	（1）镜片水平移心量的计算	1）镜片水平移心量的含义	（1）方法：讲授法、演示法 （2）重点：镜片水平移心量的计算 （3）难点：镜片水平移心方向的判定	1
			2）镜片水平移心量的计算公式		
			3）镜片水平移心方向的判定		
		（2）镜片垂直移心量的计算	1）镜片垂直移心量的含义	（1）方法：讲授法 （2）重点：镜片垂直移心量的计算 （3）难点：镜片垂直移心方向的判定	1
			2）镜片垂直移心量的计算公式		
			3）镜片垂直移心方向的判定 ①远用镜片 ②近用镜片		
	3-3 安装吸盘	（1）中心仪上水平、垂直移心位置的设定	1）中心仪的结构和工作原理	（1）方法：讲授法、演示法 （2）重点与难点：在中心仪上设定水平、垂直移心位置	2
			2）中心仪上水平、垂直移心量的设定方法		
		（2）镜片中心在中心仪上的定位	1）镜片中心正确定位的影响因素	（1）方法：讲授法、演示法 （2）重点：毛边镜片最小有效直径 （3）难点：镜片中心的正确定位	2
			2）毛边镜片的尺寸		
			3）毛边镜片最小有效直径		
		（3）确定吸盘方向并上吸盘	1）吸盘的种类及选择 ①橡胶吸盘 ②塑料吸盘	（1）方法：讲授法、演示法 （2）重点与难点：确定吸盘方向和上吸盘的方法	2
			2）吸盘方向的确定		
			3）上吸盘的方法		

续表

模块	课程	学习单元	课程内容	培训建议	课堂学时
4. 磨边	4-1 半自动磨边机加工参数设定	（1）磨削砂轮类型的选定	1）半自动磨边机的结构和工作原理 2）半自动磨边机的操作面板 3）半自动磨边机磨削砂轮的类型	（1）方法：讲授法、演示法 （2）重点：半自动磨边机操作面板的按键标识 （3）难点：半自动磨边机磨削砂轮类型的选定	2
		（2）镜片加工的冷却方法及选择	1）半自动磨边机冷却的意义 2）半自动磨边机的冷却方式 3）半自动磨边机冷却方式选择的操作步骤	（1）方法：讲授法、演示法 （2）重点与难点：半自动磨边机冷却方式的选择	1
		（3）镜片尖边设置	1）半自动磨边机的尖边类型 ①平边 ②自由尖边 ③设计尖边 2）尖边类型的设置方法	（1）方法：讲授法、演示法 （2）重点：半自动磨边机尖边类型的设置 （3）难点：根据镜片厚度和类型设置尖边	1
		（4）镜片磨边尺寸的调整	1）半自动磨边机磨边尺寸的影响因素 ①眼镜架材料 ②砂轮磨损 ③其他因素 2）半自动磨边机磨边尺寸的调整装置 ①尺寸调节盘 ②尺寸刻度盘 3）半自动磨边机磨边尺寸的调整步骤	（1）方法：讲授法、演示法 （2）重点与难点：半自动磨边机磨边尺寸的调整步骤	1
	4-2 磨边操作	（1）加工模板的装夹	1）半自动磨边机的模板装夹装置 2）装夹模板对磨边的影响 3）按照眼别装夹模板的步骤	（1）方法：讲授法、案例教学法、演示法 （2）重点与难点：按照各眼别方向装夹模板	2

续表

模块	课程	学习单元	课程内容	培训建议	课堂学时
4. 磨边	4-2 磨边操作	（2）镜片的装夹	1）镜片装夹装置的组成	（1）方法：讲授法、案例教学法、演示法 （2）重点与难点：按照吸盘指示点装夹镜片	1
			2）镜片装夹的步骤		
		（3）镜片位置的调整	1）镜片在粗磨砂轮位置的调整方法	（1）方法：讲授法、案例教学法、演示法 （2）重点与难点：正确调整眼镜片在粗磨区的位置	2
			2）粗磨砂轮位置调整的意义		
			3）镜片在粗磨区位置的调整步骤		
		（4）镜片倒边、倒棱	1）镜片安全角的作用	（1）方法：讲授法、案例教学法、演示法 （2）重点：镜片磨安全角的方法 （3）难点：在手磨砂轮机上对镜片进行倒边、倒棱	2
			2）镜片磨安全角的方法		
			3）在手磨砂轮机上对镜片进行倒边、倒棱的步骤		
5. 装配	5-1 安装	（1）塑料眼镜架的安装	1）塑料眼镜架的相配技术	（1）方法：讲授法、案例教学法、演示法 （2）重点与难点：塑料眼镜架的安装技术	2
			2）塑料眼镜架的安装技术		
		（2）金属眼镜架的安装	1）金属眼镜架的相配技术	（1）方法：讲授法、案例教学法、演示法 （2）重点与难点：金属眼镜架的安装技术	2
			2）金属眼镜架的安装技术		
		（3）安装眼镜的应力检查及修正	1）应力仪的原理及使用方法	（1）方法：讲授法、案例教学法、演示法 （2）重点：安装眼镜应力检查的步骤 （3）难点：安装眼镜应力的判断及修正	1
			2）安装眼镜应力检查及修正的步骤		

课程包

续表

模块	课程	学习单元	课程内容	培训建议	课堂学时
5. 装配	5-2 整形	（1）金属眼镜架的调整	1）眼镜架镜面角与外张角的定义 2）整形工具的种类及使用方法 3）金属眼镜架的调整方法 ①镜面角的调整方法 ②外张角的调整方法	（1）方法：讲授法、案例教学法、演示法 （2）重点：眼镜架镜面角与外张角的定义 （3）难点：调整金属眼镜架的镜面角与外张角	2
		（2）塑料眼镜架的调整	1）眼镜架垂俯角、垂内角的定义 2）烘热器的种类及使用方法 3）塑料眼镜架的调整方法 ①垂俯角的调整方法 ②垂内角的调整方法	（1）方法：讲授法、案例教学法、演示法 （2）重点：眼镜架垂俯角、垂内角的定义 （3）难点：调整塑料眼镜架的垂俯角、垂内角	2
		（3）眼镜的清洁和装袋	1）镜片和眼镜架的清洁要求及方法 2）眼镜装袋要求及方法	（1）方法：讲授法、案例教学法、演示法 （2）重点：镜片、眼镜架的清洁要求及方法 （3）难点：眼镜清洁和装袋操作	1
6. 质量检验	6-1 光学参数检验	（1）配装眼镜顶焦度的测量及光学中心的标记	1）焦度计检查配装眼镜顶焦度的方法 2）焦度计标注配装眼镜光学中心的方法	（1）方法：讲授法、案例教学法、演示法 （2）重点与难点：焦度计检查配装眼镜的操作	1
		（2）配装眼镜光学中心水平距离和垂直高度的检验	1）配装眼镜光学中心水平距离的检验 2）配装眼镜垂直高度的检验	（1）方法：讲授法、案例教学法、演示法 （2）重点与难点：用直尺或者游标卡尺检验配装眼镜光学中心水平距离和垂直高度的操作步骤	1

续表

模块	课程	学习单元	课程内容	培训建议	课堂学时
6. 质量检验	6-1 光学参数检验	（3）镜片基准点厚度的测定	1）厚度计的使用方法 2）厚度计测量镜片中心厚度的方法 3）厚度计测量镜片中心厚度的结果判断	（1）方法：讲授法、案例教学法、演示法 （2）重点与难点：镜片基准点厚度的测量方法	2
	6-2 外观检验	（1）配装眼镜装配质量的检验	1）配装眼镜装配质量的检验要求 2）配装眼镜装配质量的检验	（1）方法：讲授法、案例教学法、演示法 （2）重点与难点：检验配装眼镜的装配质量	1
		（2）配装眼镜外观质量的检查	1）配装眼镜眼镜架外观质量的检查标准 2）配装眼镜镜片外观质量的检查标准	（1）方法：讲授法、案例教学法、演示法 （2）重点：配装眼镜外观质量的检查标准 （3）难点：检验配装眼镜的装配质量	1
7. 校配	7-1 校配选项	（1）眼镜水平位置的校配	1）校配概述 ①校配的概念 ②舒适眼镜的要求 2）校配选项确定的影响因素 3）校配的基本选项 4）水平位置校配的步骤	（1）方法：讲授法、案例教学法、演示法 （2）重点：眼镜架校配的影响因素 （3）难点：正确进行眼镜水平位置的校配	2
		（2）眼镜颞距、镜腿弯点长度的校配	1）戴镜后眼镜颞距的观察 2）戴镜后镜腿弯点长度的观察	（1）方法：讲授法、案例教学法、演示法 （2）重点与难点：眼镜颞距、镜腿弯点长度的校配	2

课程包

模块	课程	学习单元	课程内容	培训建议	课堂学时
7．校配	7-2　校配操作	（1）塑料眼镜架的校配	1）塑料眼镜架水平位置的校配 ①塑料眼镜架水平位置过高的校配 ②塑料眼镜架水平位置过低的校配 2）塑料眼镜架颞距的校配 ①塑料眼镜架颞距过窄的校配 ②塑料眼镜架颞距过宽的校配 ③塑料眼镜架弧面的校配 3）塑料眼镜架镜腿弯点长度和尾端内曲弧度的校配 ①塑料眼镜架镜腿弯点长度的校配 ②塑料眼镜架镜腿尾端内曲弧度的校配	（1）方法：讲授法、案例教学法、演示法 （2）重点与难点：塑料眼镜架水平位置、颞距、镜腿弯点长度和尾端内曲弧度的校配	2
		（2）金属眼镜架的校配	1）金属眼镜架水平位置的校配 ①金属眼镜架水平位置过高的校配 ②金属眼镜架水平位置过低的校配 2）金属眼镜架颞距的校配 ①金属眼镜架颞距过窄的校配 ②金属眼镜架颞距过宽的校配 ③金属眼镜架弧面的校配 3）金属眼镜架镜腿弯点长度和尾端内曲弧度的校配 ①金属眼镜架镜腿弯点长度的校配 ②金属眼镜架镜腿尾端内曲弧度的校配	（1）方法：讲授法、案例教学法、演示法 （2）重点与难点：金属眼镜架水平位置、颞距、镜腿弯点长度和尾端内曲弧度的校配	2

续表

模块	课程	学习单元	课程内容	培训建议	课堂学时
8. 设备维护	8-1 设备日常保养	(1) 手工磨边机、半自动磨边机使用前检查	1）手工磨边机使用前的检查项目 ①电源 ②冷却水、海绵、排水 ③手工磨边机运行状况 2）半自动磨边机使用前的检查项目 ①电源 ②进、排水系统 ③半自动磨边机运行状况	(1) 方法：讲授法、演示法 (2) 重点与难点：手工磨边机、半自动磨边机的日常保养方法	2
		(2) 手工磨边机、半自动磨边机的日常保养	1）手工磨边机的日常保养要求 ①确保手工磨边机置于正确的操作环境 ②确保手工磨边机内外部清洁 ③确保手工磨边机处于正确的工作状态 2）半自动磨边机的日常保养要求 ①确保半自动磨边机置于正确的操作环境 ②确保半自动磨边机内外部清洁 ③确保半自动磨边机处于正确的工作状态	(1) 方法：讲授法、演示法 (2) 重点与难点：手工磨边机、半自动磨边机的日常保养方法	2
	8-2 简易故障排除	(1) 手工磨边机、半自动磨边机常见运行故障的发现	1）手工磨边机常见运行故障表现 ①砂轮不转 ②砂轮表面没有冷却水 ③砂轮表面粗糙 2）半自动磨边机常见运行故障表现 ①开机无自检 ②冷却水管不出水或出水量很小 ③磨边尺寸出现较大偏差 ④尖边比例不佳	(1) 方法：讲授法、演示法 (2) 重点与难点：手工磨边机、半自动磨边机运行故障的表现 (3) 难点：手工磨边机、半自动磨边机常见运行故障的发现	2

续表

模块	课程	学习单元	课程内容	培训建议	课堂学时
8. 设备维护	8-2 简易故障排除	（2）手工磨边机、半自动磨边机常见运行故障的排除	1）手工磨边机常见运行故障的排除步骤 ①检查电源熔丝 ②检查冷却水槽 ③检查砂轮表面 2）半自动磨边机常见运行故障的排除步骤 ①检查电源熔丝 ②检查水泵或电磁阀 ③检查模板制作尺寸 ④检查砂轮表面	（1）方法：讲授法、演示法 （2）重点与难点：手工磨边机、半自动磨边机常见运行故障的排除	2

2.2.3 四级／中级职业技能培训课程规范

模块	课程	学习单元	课程内容	培训建议	课堂学时
1. 接单	1-1 分析配镜加工单（或处方）	（1）散光眼配镜加工单（或处方）的阅读	1）散光眼配镜加工单（或处方）的内容 ①规则散光眼配镜加工单（或处方）的表达 ②散光眼配镜加工单（或处方）的主要内容 2）散光眼配镜加工单（或处方）的名词和缩写 3）散光眼配镜加工单（或处方）格式 ①表格式 ②便笺式	（1）方法：讲授法、案例教学法、讨论法 （2）重点：散光眼配镜加工单（或处方）的内容 （3）难点：正确书写散光眼配镜加工单（或处方）	2
		（2）环曲面镜片类型的鉴别	1）环曲面镜片的组合和分类 ①环曲面概念 ②环曲面透镜的组合 ③环曲面镜片的屈光分类 2）内环曲面镜片的特点 3）环曲面镜片屈光类型的鉴别方法 4）环曲面透镜的片形转换	（1）方法：讲授法、案例教学法、讨论法、演示法 （2）重点：环曲面镜片的类型 （3）难点：环曲面镜片屈光类型的鉴别	2

模块	课程	学习单元	课程内容	培训建议	课堂学时
1. 接单	1-1 分析配镜加工单（或处方）	（3）镀膜镜片的特点	1）镀膜镜片膜层的类型 ①按膜层的结构分类 ②按膜层的性能分类 ③按膜层反射干涉光颜色分类 2）镀膜镜片的特点 ①减反射膜 ②耐磨损膜 ③抗污膜 ④复合膜	（1）方法：讲授法、案例教学法、讨论法、演示法 （2）重点：镀膜镜片的特点 （3）难点：正确介绍镀膜镜片的特点	2
		（4）光致变色镜片的特点	1）玻璃光致变色镜片 ①玻璃光致变色镜片的变色原理 ②玻璃光致变色镜片的色泽 2）树脂光致变色镜片 ①树脂光致变色镜片的变色原理 ②树脂光致变色镜片感光剂的引入方法 ③树脂光致变色镜片感光剂的色泽和折射率 3）光致变色镜片的变色性能 ①变色速度 ②褪色速度 ③光致变色疲劳性 ④光致变色量 ⑤耐磨性	（1）方法：讲授法、案例教学法、讨论法、演示法 （2）重点：光致变色镜片的变色原理 （3）难点：光致变色镜片的变色性能	2
	1-2 核对出库商品	（1）视像移法测量环曲面镜片	1）环曲面镜片的光学中心及轴向 ①单纯近视或远视环曲面镜片 ②复性近视或远视环曲面镜片 ③混合环曲面镜片 2）视像移法测量环曲面镜片的光学中心和轴向 3）中和法测量环曲面镜片的顶焦度	（1）方法：讲授法、案例教学法、讨论法、演示法 （2）重点：视像移法测量环曲面眼镜片的光学中心和轴向 （3）难点：利用中和法测量环曲面镜片的顶焦度	2

续表

模块	课程	学习单元	课程内容	培训建议	课堂学时
1. 接单	1-2 核对出库商品	（2）手动焦度计测量环曲面镜片	1）环曲面镜片顶焦度测量	（1）方法：讲授法、案例教学法、讨论法、演示法 （2）重点：手动焦度计测量环曲面镜片的顶焦度 （3）难点：利用手动焦度计标定环曲面镜片的轴向	2
			2）环曲面镜片轴向印点 ①环曲面镜片轴向印点标定 ②按轴向要求对环曲面镜片加工印点标定		
		（3）自动焦度计测量环曲面镜片	1）自动焦度计的结构	（1）方法：讲授法、案例教学法、讨论法、演示法 （2）重点：自动焦度计的功能菜单 （3）难点：利用自动焦度计测量环曲面镜片	2
			2）自动焦度计的功能菜单 ①自动焦度计功能菜单界面 ②自动焦度计功能菜单的中英文对照及注释		
			3）自动焦度计测量环曲面镜片的操作		
		（4）镀膜（染色）镜片的配对检验	1）镀膜（染色）镜片配对检验的意义	（1）方法：讲授法、案例教学法、讨论法、演示法 （2）重点：目测法配对检验的环境要求 （3）难点：目测法对镀膜（染色）镜片配对检验的操作步骤	1
			2）目测法配对检验的环境要求		
			3）目测法对镀膜（染色）镜片配对检验的操作步骤		
2. 模板制作	2-1 模板机制作模板	（1）模板坯的选用和安放	1）模板坯的知识	（1）方法：讲授法、案例教学法、讨论法、演示法 （2）重点：模板机的基本结构 （3）难点：在模板机上安放模板坯的操作	2
			2）模板机的基本结构 ①模板机上部结构 ②模板机中部结构 ③模板机底部构成		
			3）眼镜架工作座与模板工作座的关系		
			4）模板坯安放的步骤		

续表

模块	课程	学习单元	课程内容	培训建议	课堂学时
2. 模板制作	2-1 模板机制作模板	（2）眼镜架的定位和固定	1）模板机对眼镜架的定位要求 2）眼镜架的固定方法 3）眼镜架在模板机上定位和固定的操作	（1）方法：讲授法、案例教学法、讨论法、演示法 （2）重点与难点：在模板机上对眼镜架正确定位和固定	2
		（3）模板机切割模板	模板机切割模板的方法及步骤	（1）方法：讲授法、案例教学法、讨论法、演示法 （2）重点：模板机切割模板的步骤 （3）难点：正确切割模板	1
	2-2 修整模板	（1）模板手工倒棱和修整	1）模板手工倒棱和修整的作用 2）模板手工倒棱和修整的方法 3）模板手工倒棱与修整的注意事项	（1）方法：讲授法、案例教学法、讨论法、演示法 （2）重点：模板手工倒棱和修整的方法 （3）难点：正确进行模板手工倒棱与修整	1
		（2）模板水平加工基准线的检验和修整	1）模板水平加工基准线检验的意义 2）模板水平加工基准线的检验方法 3）模板水平加工基准线的检验及修整操作	（1）方法：讲授法、案例教学法、讨论法、演示法 （2）重点：模板水平加工基准线的检验方法 （3）难点：模板水平加工基准线的检验及修整	1
3. 确定加工中心	3-1 测量眼镜架几何中心水平间距与垂直高度	（1）半框眼镜架几何中心水平间距的测量	1）方框法测量半框眼镜架的几何中心水平间距 2）基准线法测量半框眼镜架的几何中心水平间距	（1）方法：讲授法、案例教学法、讨论法、演示法 （2）重点与难点：半框眼镜架几何中心水平间距的测量方法	1

续表

模块	课程	学习单元	课程内容	培训建议	课堂学时
3. 确定加工中心	3-1 测量眼镜架几何中心水平间距与垂直高度	(2) 半框眼镜架垂直高度的测量	1) 半框眼镜架垂直高度的测量方法	(1) 方法：讲授法、案例教学法、讨论法、演示法 (2) 重点：半框眼镜架垂直高度的测量方法 (3) 难点：正确进行半框眼镜架垂直高度的测量	1
			2) 半框眼镜架垂直高度测量的操作步骤		
	3-2 安装吸盘	(1) 环曲面镜片移心位置的确定	1) 环曲面镜片移心位置的确定方法	(1) 方法：讲授法、案例教学法、讨论法、演示法 (2) 重点：环曲面镜片移心位置的确定方法 (3) 难点：正确进行中心仪上环曲面镜片水平、垂直移心位置的设定	1
			2) 中心仪上环曲面镜片水平、垂直移心位置设定的操作步骤		
		(2) 中心仪上环曲面镜片的平行操作	1) 环曲面镜片基准线与模板水平加工基准线平行的意义	(1) 方法：讲授法、案例教学法、讨论法、演示法 (2) 重点：环曲面镜片基准线与模板水平加工基准线平行的要求 (3) 难点：正确进行环曲面镜片基准线与模板水平加工基准线平行的操作	1
			2) 环曲面镜片基准线与模板水平加工基准线平行的要求		
			3) 环曲面镜片基准线与模板水平加工基准线平行的操作步骤		
4. 磨边	4-1 设定半自动磨边机加工参数	(1) 镜片尖边种类的选择和位置的设置	1) 半自动磨边机倒边种类与眼镜架类型的配合 ①全框眼镜架 ②半框眼镜架 ③无框眼镜架	(1) 方法：讲授法、案例教学法、演示法 (2) 重点：高顶焦度镜片尖边的设置 (3) 难点：正确进行镜片尖边设置	2
			2) 高顶焦度镜片尖边的设置		
			3) 镜片尖边位置的设置		

模块	课程	学习单元	课程内容	培训建议	课堂学时
4. 磨边	4-1 设定半自动磨边机加工参数	（2）镜片尖边曲率的调整	1）半自动磨边机尖边曲率调整装置 2）半自动磨边机尖边曲率的选择 3）镜片尖边曲率的调整步骤	（1）方法：讲授法、案例教学法、演示法 （2）重点：半自动磨边机尖边曲率的设置 （3）难点：正确操作半自动磨边机调整镜片的尖边曲率	1
	4-2 开槽操作	（1）待开槽镜片的装夹	1）开槽机的结构及工作原理 2）开槽机装夹镜片的方法 3）按开槽刀具倾斜方向装夹眼镜片的操作步骤	（1）方法：讲授法、案例教学法、演示法 （2）重点：开槽机装夹镜片的方法 （3）难点：能正确按开槽刀具倾斜方向装夹镜片	1
		（2）槽弧类型的设定	1）开槽机开出的槽弧类型 ①中心槽 ②前弧槽 ③后弧槽 2）开槽机槽弧设定方法 3）设定开槽机槽弧类型的步骤	（1）方法：讲授法、案例教学法、演示法 （2）重点：开槽机槽弧设定方法 （3）难点：正确设定开槽机的槽弧类型	2
		（3）槽弧位置和槽深的设定	1）开槽机槽弧位置的调整 2）开槽机槽深的设定方法 3）设定槽弧位置和槽深的步骤	（1）方法：讲授法、案例教学法、演示法 （2）重点：开槽机槽深的设定方法 （3）难点：正确设定槽弧位置和槽深	1
5. 装配	5-1 安装	（1）半框眼镜的安装	1）半框眼镜的安装方法 2）半框眼镜的安装步骤	（1）方法：讲授法、案例教学法、演示法 （2）重点：半框眼镜的安装方法 （3）难点：正确安装半框眼镜	1

续表

模块	课程	学习单元	课程内容	培训建议	课堂学时
5. 装配	5-1 安装	（2）半框眼镜架尼龙丝线的更换	1）半框眼镜架尼龙丝线的更换方法	（1）方法：讲授法、案例教学法、演示法 （2）重点：半框眼镜架尼龙丝线的更换方法 （3）难点：更换半框眼镜架尼龙丝线	1
			2）半框眼镜架尼龙丝线的更换步骤		
	5-2 整形	（1）半框眼镜架的调整	1）半框眼镜架镜面角、外张角的定义及调整方法	（1）方法：讲授法、案例教学法、演示法 （2）重点：半框眼镜架镜面角、外张角的定义及调整方法 （3）难点：正确进行半框眼镜架的调整	1
			2）半框眼镜架镜面角、外张角的定义及调整步骤 ①镜面角的调整 ②外张角的调整		
		（2）塑料眼镜架的调整	1）塑料眼镜架镜面角、外张角、垂内角的定义及调整方法	（1）方法：讲授法、案例教学法、演示法 （2）重点：塑料眼镜架镜面角、外张角、垂内角的定义及调整方法 （3）难点：正确进行塑料眼镜架的调整	1
			2）塑料眼镜架的调整步骤 ①倾斜角的调整 ②镜面角的调整 ③外张角的调整 ④垂内角的调整		
6. 质量检验	6-1 光学参数检验	（1）环曲面眼镜顶焦度和轴向的测量	1）环曲面眼镜顶焦度和轴向测量的定义	（1）方法：讲授法、案例教学法、演示法 （2）重点：环曲面眼镜顶焦度和轴向测量的定义 （3）难点：焦度计检测环曲面眼镜顶焦度和轴向的操作	1
			2）焦度计检测环曲面眼镜顶焦度和轴向的步骤		

续表

模块	课程	学习单元	课程内容	培训建议	课堂学时
6.质量检验	6-1 光学参数检验	（2）配装眼镜光学中心水平互差和垂直互差的检验	1）眼镜光学中心水平互差和垂直互差的定义 2）眼镜光学中心水平互差和垂直互差的要求 3）眼镜光学中心水平互差和垂直互差的检验步骤 4）眼镜光学中心偏离所致的三棱镜效应的计算方法 5）斜交柱镜的等效球镜度计算方法	（1）方法：讲授法、案例教学法、演示法 （2）重点：眼镜光学中心水平偏差和垂直偏差的要求 （3）难点：眼镜光学中心水平互差和垂直互差的检验	2
	6-2 外观检验	（1）半框眼镜架尼龙丝线松紧度的检验	1）半框眼镜架尼龙丝线松紧度检验的方法 2）半框眼镜架尼龙丝线松紧度检验的步骤	（1）方法：讲授法、案例教学法、演示法 （2）重点与难点：半框眼镜架尼龙丝线松紧度的检验	1
		（2）半框眼镜外观质量检查	1）半框眼镜架外观质量的检查标准 2）半框镜片外观质量的检查标准	（1）方法：讲授法、案例教学法、演示法 （2）重点：半框眼镜外观质量的检查标准 （3）难点：半框眼镜装配质量的检查	1
7.校配	7-1 校配选项	校配选项	1）校配与解剖学 2）戴眼镜不适的观察内容 ①镜框的位置 ②接触点和重力分布 ③光学效果 3）配戴眼镜不适的观察 ①排除眼镜整形不足的因素 ②从戴镜者正面观察 ③从戴镜者侧面观察 ④从戴镜者后面观察	（1）方法：讲授法、案例教学法、演示法 （2）重点：校配与解剖的关系 （3）难点：戴眼镜不适的校配选项的确定	2

续表

模块	课程	学习单元	课程内容	培训建议	课堂学时
7. 校配	7-2 校配操作	(1) 金属眼镜架的多方位校配	1) 金属眼镜架多方位校配的工具 ①鼻托调整钳 ②颞距调整钳 ③架面弧度调整钳 ④倾斜度调整钳 2) 金属眼镜架校配的特点与要求 3) 金属眼镜架多方位校配的步骤	(1) 方法：讲授法、案例教学法、演示法 (2) 重点与难点：金属眼镜架多方位校配	1
		(2) 塑料眼镜架的多方位校配	1) 塑料眼镜架多方位校配的知识 2) 塑料眼镜架校配的特点与要求 3) 塑料眼镜架多方位校配的步骤	(1) 方法：讲授法、案例教学法、演示法 (2) 重点与难点：塑料眼镜架多方位校配	1
8. 设备维护	8-1 设备日常保养	(1) 模板机、开槽机使用前检查	1) 模板机使用前检查项目 ①对电源进行检查 ②对模板机运行状况进行检查 2) 开槽机使用前检查项目 ①对电源进行检查 ②对开槽机运行状况进行检查	(1) 方法：讲授法、演示法 (2) 重点与难点：模板机、开槽机使用前的检查	2
		(2) 模板机、开槽机的日常保养	1) 模板机的日常保养要求 ①确保模板机置于正确的操作环境 ②确保模板机内外部清洁 ③确保模板机处于正确的工作状态 2) 开槽机的日常保养要求 ①确保开槽机置于正确的操作环境 ②确保开槽机内外部清洁 ③确保开槽机处于正确的工作状态	(1) 方法：讲授法、演示法 (2) 重点与难点：模板机、开槽机的日常保养方法	2

模块	课程	学习单元	课程内容	培训建议	课堂学时
8. 设备维护	8-2 排除简易故障	（1）模板机、开槽机常见运行故障的发现	1）模板机常见运行故障的表现 ①切割出的模板出现尺寸偏差 ②切割出的模板出现轴向偏差 ③切割模板时扫描针从镜框内脱落 ④无法切割出模板 2）开槽机常见运行故障的表现 ①开槽深度不足 ②开槽砂轮切削力不足 ③槽的弧度不佳	（1）方法：讲授法、演示法 （2）重点：模板机、开槽机常见运行故障的表现 （3）难点：及时发现模板机、开槽机常见运行故障	2
		（2）模板机、开槽机常见运行故障的排除	1）模板机常见运行故障的排除步骤 2）开槽机常见运行故障的排除步骤	（1）方法：讲授法、演示法 （2）重点：模板机、开槽机常见运行故障 （3）难点：模板机、开槽机常见运行故障的排除	2

2.2.4　三级／高级职业技能培训课程规范

模块	课程	学习单元	课程内容	培训建议	课堂学时
1. 接单	1-1 分析配镜加工单（或处方）	（1）双光、渐变焦眼镜配镜加工单（或处方）的分析	1）双光、渐变焦眼镜配镜加工单（或处方）内容和格式 2）双光、渐变焦眼镜配镜加工单（或处方）的开具 ①客户资料 ②本人姓名或工号 ③验光处方 ④所选镜片信息 ⑤所选眼镜架信息 3）阅读区的差异三棱镜效应的计算 4）车房定制镜片加工知识	（1）方法：讲授法、案例教学法 （2）重点：配镜加工单（或处方）内容 （3）难点：开具配镜加工单（或处方）	2

課程包

続表

模块	课程	学习单元	课程内容	培训建议	课堂学时
1．接单	1-1 分析配镜加工单（或处方）	（2）渐变焦眼镜的单侧瞳距和瞳高的测量	1）渐变焦眼镜的单侧瞳距、瞳高的定义 2）渐变焦眼镜的单侧瞳距的测量 ①瞳距仪测量法 ②瞳距尺测量法 ③衬片测量法 3）渐变焦眼镜瞳高的测量 ①眼镜衬片标记左右眼瞳孔中心 ②用镜圈测量图测量瞳高 ③用镜片测量图测量瞳高	（1）方法：讲授法、实训（练习）法 （2）重点：渐变焦眼镜的单侧瞳距、瞳高的测量步骤 （3）难点：准确测量渐变焦眼镜的单侧瞳距、瞳高	4
		（3）渐变焦眼镜测量卡的核对使用	1）渐变焦眼镜的制造工艺 2）渐变焦眼镜设计分类 3）渐变焦眼镜测量卡核对配装眼镜架 ①在配装眼镜架衬片上标记瞳孔中心 ②使用渐变焦眼镜测量卡核对配装眼镜架	（1）方法：讲授法、案例教学法、实训（练习）法 （2）重点与难点：正确使用渐变焦眼镜测量卡核对配装眼镜架	4
	1-2 核对出库商品	（1）渐变焦镜片标记的核对	1）渐变焦镜片的标记 ①显性标记 ②隐性标记 2）渐变焦镜片标记的检查 ①隐性标记的检查 ②显性标记的检查	（1）方法：讲授法、实训（练习）法 （2）重点与难点：渐变焦镜片标记的意义与核对	2
		（2）渐变焦镜片顶焦度的测量	1）《眼镜镜片 第2部分：渐变焦镜片》（GB 10810.2）相关要求 2）渐变焦镜片顶焦度的检查 ①渐变焦镜片顶焦度的测量 ②对照配镜加工单判断是否合格	（1）方法：讲授法、实训（练习）法、案例教学法 （2）重点：准确测量渐变焦镜片顶焦度 （3）难点：对照配镜加工单判断是否合格	2

续表

模块	课程	学习单元	课程内容	培训建议	课堂学时
2. 模板制作与确定加工中心	2-1 模板扫描仪数据输入	(1) 扫描类型的选择	1）模板扫描仪的工作原理 2）模板扫描仪的控制面板与功能 3）镜框眼侧与眼镜架材料扫描类型的设定	（1）方法：讲授法、实训（练习）法 （2）重点与难点：正确选择镜框眼侧的扫描类型	2
		(2) 内、外扫描的设置	1）模板扫描仪扫描方式 ①内扫描运行 ②外扫描运行 2）全框眼镜架内扫描设置 3）镜片样板外扫描设置	（1）方法：讲授法、实训（练习）法 （2）重点与难点：正确设置模板扫描仪的扫描方式	2
		(3) 镜片片形修改的设置	1）片形样式及尺寸修改的适用范围 2）片形样式的修改 ①改形模板的制作、修正 ②对改形模板进行外扫描 3）修改模板扫描仪尺寸进行片形修改	（1）方法：讲授法、实训（练习）法 （2）重点：片形样式和尺寸修改的适用范围 （3）难点：改形模板的对比修正	2
	2-2 全自动磨边机定中心操作	(1) 配镜参数的输入	1）配镜参数的内容 2）全自动磨边机输入配镜参数的操作	（1）方法：讲授法、实训（练习）法 （2）重点与难点：正确输入配镜参数	2
		(2) 镜片加工中心确定与吸盘安装	1）定中心装置的操作方法 2）镜片表面贴保护膜 3）确定镜片加工中心并安装吸盘 ①检查扫描形状和配镜参数 ②放置镜片安装吸盘	（1）方法：讲授法、实训（练习）法 （2）重点与难点：吸盘安装的准确性与稳固性	2
3. 磨边	3-1 设定全自动磨边机加工参数	(1) 磨边压力的选择	1）全自动磨边机的工作原理 2）磨边压力级别的选择 3）待磨镜片磨边压力的设定	（1）方法：讲授法、实训（练习）法 （2）重点与难点：不同级别磨边压力设定的意义	2

续表

模块	课程	学习单元	课程内容	培训建议	课堂学时
3. 磨边	3-1 设定全自动磨边机加工参数	(2) 材质类型和冷却方式的设定	1) 全自动磨边机的冷却方式 2) 镜片材料类型的设定 ①玻璃材料 ②树脂材料 ③聚碳酸酯材料	(1) 方法：讲授法、实训（练习）法 (2) 重点与难点：镜片材料类型的设定	2
		(3) 尖边类型的设置	1) 全自动磨边机的尖边类型 2) 自动尖边的设置 3) 自定义尖边的意义 4) 自定义尖边的设置 ①镜框槽弧尖边 ②镜片厚度比例尖边 ③镜面弧度尖边 ④自由设计尖边	(1) 方法：讲授法、实训（练习）法、案例教学法 (2) 重点与难点：尖边类型的设置	2
	3-2 钻孔操作	(1) 无框架眼镜钻孔位置的确定	1) 无框架眼镜的类型 2) 按原样板确定钻孔位置 3) 修改样板后确定钻孔位置	(1) 方法：讲授法、实训（练习）法 (2) 重点：确定钻孔位置 (3) 难点：修改样板后确定钻孔位置	2
		(2) 预钻和成型钻	1) 钻孔机的结构和原理 2) 钻孔机的使用方法 3) 孔边距的确定方法 4) 预钻和成型钻 ①镜片鼻侧预钻 ②镜片鼻侧成型钻 ③镜片鼻侧钻孔倒棱 ④镜片鼻侧初步连接核对 ⑤镜片颞侧预钻、成型钻及倒棱	(1) 方法：讲授法、实训（练习）法 (2) 重点：钻孔位置准确 (3) 难点：钻孔角度准确	4
4. 装配	4-1 安装	(1) 套管、垫片的安装	1) 塑料套管与垫片安装的作用 2) 塑料套管的安装 3) 垫片的安装	(1) 方法：讲授法、实训（练习）法 (2) 重点与难点：正确安装套管、垫片	2

续表

模块	课程	学习单元	课程内容	培训建议	课堂学时
4. 装配	4-1 安装	（2）无框架眼镜的装配	1）左右镜片鼻侧与鼻梁连接装配 2）左右镜片颞侧与镜腿连接装配 3）完善整体装配	（1）方法：讲授法、实训（练习）法 （2）重点与难点：正确装配无框架眼镜	2
		（3）连接松动的处理	1）连接松动位置的检查 2）连接松动原因的分析 3）无框架眼镜连接松动问题的处理 ①连接螺丝过松的处理 ②钻孔位置偏离的处理 ③钻孔直径过大的处理	（1）方法：讲授法、实训（练习）法 （2）重点与难点：有效处理连接松动问题	2
	4-2 整形	（1）连接部位的调整	1）左右镜片是否对称一致的检查 2）左右镜片不对称一致的原因分析 3）鼻梁连接部位及鼻托的调整 4）镜腿连接部位的调整	（1）方法：讲授法、实训（练习）法 （2）重点与难点：金属无框架眼镜连接部位的调整	2
		（2）镜面角、身腿倾斜角、外张角的调整	1）眼镜架整形标准 2）金属无框眼镜架镜面角的调整 3）金属无框眼镜架身腿倾斜角的调整 ①辅助钳固定桩头 ②主钳调整镜腿上下倾斜角度 4）金属无框眼镜架外张角的调整 ①辅助钳固定桩头 ②主钳调整镜腿外张角	（1）方法：讲授法、实训（练习）法 （2）重点：眼镜架整形标准 （3）难点：金属无框眼镜架镜面角、身腿倾斜角、外张角的调整	2

課程包

续表

模块	课程	学习单元	课程内容	培训建议	课堂学时
5.质量检验	5-1 光学参数检验	(1)使用焦度计对渐变焦眼镜光学参数的测量	1)渐变焦眼镜远用区顶焦度的测量方法 2)渐变焦眼镜柱镜度的测量方法 3)渐变焦眼镜附加顶焦度的测量方法 ①附加顶焦度的前表面测量方法 ②附加顶焦度的后表面测量方法	(1)方法：讲授法、实训（练习）法 (2)重点：准确测量渐变焦眼镜的光学参数 (3)难点：准确判断光学参数是否符合相关标准要求	3
		(2)使用渐变焦眼镜测量卡对光学中心位置的检验	1)渐变焦眼镜的测量方法及步骤 2)渐变焦眼镜测量卡检测单侧光心距与配适点高度的意义	(1)方法：讲授法、实训（练习）法 (2)重点与难点：准确找到光学中心的位置	2
		(3)渐变焦眼镜显性标记的恢复	1)渐变焦眼镜重现显性标记的意义和条件 2)渐变焦眼镜显性标记的恢复	(1)方法：讲授法、实训（练习）法 (2)重点与难点：正确恢复渐变焦眼镜的显性标记	3
	5-2 外观检查	(1)无框架眼镜外观质量的检查	1)检查无框架眼镜鼻梁固定孔位的水平线 2)检查无框架眼镜左右镜片桩头孔位的水平线	(1)方法：讲授法、实训（练习）法 (2)重点与难点：准确判断无框架眼镜外观质量是否符合要求	3
		(2)渐变焦眼镜外观质量的检查	1)配装眼镜架外观质量的目测检查标准 2)配装镜片外观质量的目测检查标准	(1)方法：讲授法、实训（练习）法 (2)重点与难点：准确判断渐变焦眼镜外观质量是否符合要求	3
6.校配	6-1 校配选项	(1)特殊脸型戴镜者特征的判断	1)脸型特征观察判断 2)鼻梁特征观察判断 3)耳位特征观察判断 4)耳轮廓特征观察判断	(1)方法：讲授法、实训（练习）法 (2)重点与难点：准确判断特殊脸型戴镜者的特征	1

续表

模块	课程	学习单元	课程内容	培训建议	课堂学时
6. 校配	6-1 校配选项	（2）特殊脸型戴镜问题的分析与校配选项的确定	1）观察戴镜者的脸型并分析问题 2）观察戴镜者的鼻梁并分析问题 3）观察戴镜者的耳位并分析问题 4）观察戴镜者的耳轮廓并分析问题	（1）方法：讲授法、实训（练习）法 （2）重点与难点：准确分析特殊脸型戴镜问题	1
		（3）渐变焦眼镜戴镜不适的表现与诱因	1）看远不清楚 2）看近不清楚 3）看中距离不清楚 4）看远时头位仰俯 5）看近时头位仰俯 6）近用视野不足 7）看远时头晕	（1）方法：讲授法、实训（练习）法 （2）重点与难点：准确分析戴渐变焦眼镜不适的诱因	1
	6-2 校配操作	（1）特殊脸型戴镜者的眼镜校配	1）特殊脸型戴镜校配的意义 2）特殊脸型戴镜者眼镜校配的方法 ①脸型左右不对称者 ②颅围较大者 ③高耸鼻梁者 ④低平鼻梁者 ⑤鼻梁中线偏斜者 ⑥低耳位者 ⑦高耳位者 ⑧高低耳位者 ⑨耳郭饱满者 ⑩耳轮廓平斜者	（1）方法：讲授法、实训（练习）法 （2）重点与难点：对特殊脸型戴镜者正确进行校配	2
		（2）无框架眼镜校配工具的选用	1）特殊材质眼镜架的校配方法 2）无框架眼镜校配工具的选用	（1）方法：讲授法、实训（练习）法 （2）重点与难点：正确选用合适工具校配无框架眼镜	2

续表

模块	课程	学习单元	课程内容	培训建议	课堂学时
6.校配	6-2 校配操作	（3）渐变焦眼镜的校配	渐变焦眼镜的常见问题及校配方法 ①看远视野狭窄，看近视野良好 ②看远视野良好，看近视野狭窄 ③看远、中、近视野都不好 ④看远、中视野良好，看近费力 ⑤远视力下降，看远时需低头，中、近视力反而更好 ⑥中、近视力下降，看中、近距离时头往后仰或向上抬眼镜 ⑦阅读时头位侧移或两眼视近视野不对称	（1）方法：讲授法、实训（练习）法 （2）重点与难点：正确选用合适工具校配渐变焦眼镜	2
7.设备维护	7-1 设备日常保养	（1）加工设备使用前的检查	1）全自动磨边机使用前的检查要求 2）模板扫描仪使用前的检查要求 3）钻孔机使用前的检查要求	（1）方法：讲授法、实训（练习）法 （2）重点与难点：正确对全自动磨边机、模板扫描仪、钻孔机进行使用前的检查	2
		（2）加工设备的日常保养	1）全自动磨边机的日常保养要求 2）模板扫描仪的日常保养要求 3）钻孔机的日常保养要求	（1）方法：讲授法、实训（练习）法 （2）重点与难点：正确按照全自动磨边机、模板扫描仪、钻孔机操作说明书进行日常保养	2
	7-2 简易故障排除	（1）加工设备运行故障的发现	1）全自动磨边机的安全操作规范 2）模板扫描仪的安全操作规范 3）钻孔机的安全操作规范	（1）方法：讲授法、实训（练习）法 （2）重点与难点：及时发现全自动磨边机、模板扫描仪、钻孔机的运行故障	2

续表

模块	课程	学习单元	课程内容	培训建议	课堂学时
7. 设备维护	7-2 简易故障排除	（2）加工设备常见故障的排除	1）全自动磨边机的常见故障 2）模板扫描仪的常见故障 3）钻孔机的常见故障	（1）方法：讲授法、实训（练习）法 （2）重点与难点：排除全自动磨边机、模板扫描仪、钻孔机运行的常见故障	2

2.2.5 二级／技师职业技能培训课程规范

模块	课程	学习单元	课程内容	培训建议	课堂学时
1. 接单	1-1 分析配镜加工单（或处方）	（1）斜视矫正眼镜配镜加工单（或处方）的书写及解读	1）斜视矫正眼镜配镜加工单（或处方）的内容及格式 2）斜视、隐斜视的基础知识和配镜原则	（1）方法：讲授法、实训（练习）法 （2）重点：三棱镜眼镜配镜加工单（或处方）的书写及解读 （3）难点：斜视、隐斜视的配镜原则	4
		（2）低视力矫正眼镜配镜加工单（或处方）的书写及解读	1）低视力矫正眼镜配镜加工单（或处方）的内容及格式 2）低视力助视器的主要类型 ①远用低视力助视器 ②近用低视力助视器 3）低视力助视器的计算 ①远用低视力助视器的计算 ②近用低视力助视器的计算	（1）方法：讲授法、实训（练习）法 （2）重点：低视力矫正眼镜配镜加工单（或处方）的内容及格式 （3）难点：低视力助视器的相关计算	4
	1-2 核对出库商品	（1）三棱镜眼镜棱镜度的测量	1）焦度计测定三棱镜眼镜棱镜度的方法 2）中和法测定三棱镜眼镜棱镜度和底向的方法	（1）方法：讲授法、实训（练习）法 （2）重点与难点：三棱镜眼镜棱镜度的测定	2

模块	课程	学习单元	课程内容	培训建议	课堂学时
1. 接单	1-2 核对出库商品	(2) 偏心眼镜镜片最小有效直径计算	1) 偏心眼镜镜片最小有效直径的计算方法	(1) 方法：讲授法、实训（练习）法 (2) 重点：偏心眼镜镜片最小有效直径的计算 (3) 难点：三棱镜厚度差的计算	2
			2) 三棱镜厚度差的计算方法		
2. 确定加工中心	2-1 确定镜片产生三棱镜效果的光心偏移量	(1) 球柱面透镜附加三棱镜效果计算	1) 柱面透镜附加三棱镜效果光心偏移量的计算方法	(1) 方法：讲授法、实训（练习）法 (2) 重点与难点：三棱镜效果光心偏移量计算	2
			2) 球柱面透镜附加三棱镜效果光心偏移量的计算方法		
		(2) 三棱镜球柱镜片中心的定位	1) 三棱镜的特殊加工方法	(1) 方法：讲授法、实训（练习）法 (2) 重点：三棱镜的特殊加工方法 (3) 难点：三棱镜球柱镜片设计中心的确定	4
			2) 三棱镜球柱镜片设计中心的确定		
	2-2 定中心操作	(1) 三棱镜加工中心的确定	1) 中心仪确定加磨三棱镜加工中心的方法	(1) 方法：讲授法、实训（练习）法 (2) 重点与难点：确定三棱镜加工中心	2
			2) 中心仪确定偏心三棱镜加工中心的方法		
		(2) 吸盘安装	1) 定中心的结构特点	(1) 方法：讲授法、实训（练习）法 (2) 重点与难点：在三棱镜眼镜片上安装吸盘	2
			2) 三棱镜眼镜片吸盘安装方法		
3. 磨边与装配	3-1 三棱镜磨边	(1) 尖边位置的确定	1) 三棱镜眼镜片尖边位置的设置方法	(1) 方法：讲授法、实训（练习）法 (2) 重点与难点：尖边位置的设置方法	3
			2) 自定义设计尖边的设置方法及应用		
		(2) 磨边	三棱镜顶底位置磨边的控制方法	(1) 方法：讲授法、实训（练习）法 (2) 重点与难点：三棱镜顶底位置磨边的控制方法	2

续表

模块	课程	学习单元	课程内容	培训建议	课堂学时
3．磨边与装配	3-2 安装	（1）带三棱镜度镜片底顶向的确定	1）用正切尺测量三棱镜度的方法	（1）方法：讲授法、实训（练习）法 （2）重点：用正切尺测量三棱镜度的方法 （3）难点：三棱镜的合成与分解	2
			2）三棱镜合成与分解的计算方法		
		（2）带三棱镜度眼镜的装配及调整	1）带三棱镜度眼镜装配的特点	（1）方法：讲授法、实训（练习）法 （2）重点与难点：带三棱镜度眼镜的装配及调整方法	3
			2）带有三棱镜度眼镜的调整方法		
			3）带三棱镜度眼镜底顶位置的调整方法		
4．眼镜片的二次加工	4-1 加工数据计算	（1）二次加工软件加工数据的输入	1）二次加工半成品所需数据解读	（1）方法：讲授法、实训（练习）法 （2）重点与难点：镜片常见像差分析	2
			2）镜片的常见像差及分析		
		（2）二次加工软件加工数据的计算	二次加工软件加工数据的计算方法	（1）方法：讲授法、实训（练习）法 （2）重点与难点：二次加工软件加工数据的计算方法	1
	4-2 定位和上盘	（1）二次加工镜片划线	1）划线仪的结构	（1）方法：讲授法、实训（练习）法 （2）重点与难点：镜片划线	3
			2）划线仪的使用方法		
			3）划线仪使用注意事项		
		（2）二次加工镜片保护	1）保护胶纸的使用方法	（1）方法：讲授法、实训（练习）法 （2）重点与难点：眼镜片保护胶纸的使用	2
			2）保护胶纸使用注意事项		
		（3）二次加工镜片上盘	1）上盘装置的结构特点	（1）方法：讲授法、实训（练习）法 （2）重点与难点：镜片上盘方法	3
			2）镜片上盘的方法		
			3）上盘操作注意事项		

续表

模块	课程	学习单元	课程内容	培训建议	课堂学时
4. 眼镜片的二次加工	4-3 镜片内表面研磨	(1) 二次加工镜片的粗磨	1) 镜片冷加工设备的工作原理 2) 镜片冷加工设备进行粗磨加工的方法	(1) 方法：讲授法、实训（练习）法 (2) 重点：冷加工设备的工作原理 (3) 难点：准确进行镜片的粗磨	2
		(2) 二次加工镜片的精磨	1) 精磨加工机的结构特点 2) 镜片冷加工设备进行精磨加工的方法 3) 精磨加工注意事项	(1) 方法：讲授法、实训（练习）法 (2) 重点与难点：镜片精磨加工的操作方法	3
		(3) 二次加工镜片的抛光	1) 精磨抛光机的结构特点 2) 镜片冷加工设备进行抛光加工的方法 3) 抛光加工注意事项	(1) 方法：讲授法、实训（练习）法 (2) 重点与难点：镜片抛光加工的操作方法	3
	4-4 下盘与检测	(1) 二次加工镜片的下盘和清洁	1) 下盘环的结构特点 2) 使用下盘环分离低温合金的方法 3) 镜片下盘和清洁的注意事项	(1) 方法：讲授法、实训（练习）法 (2) 重点与难点：镜片下盘方法	3
		(2) 二次加工镜片的检测	1) 二次加工后镜片的检测项目 2) 国家标准关于镜片光学参数的检测要求 3) 国家标准关于镜片外观质量的要求	(1) 方法：讲授法、实训（练习）法 (2) 重点：镜片光学参数的检测要求 (3) 难点：镜片外观质量的检测	3
5. 树脂眼镜片的染色	5-1 染色、脱色液的制作	(1) 染色液的制作	1) 树脂镜片染色的原理与方法 2) 染色液与染色器具 3) 染色液的配制	(1) 方法：讲授法、实训（练习）法 (2) 重点与难点：根据染料产品说明书制作染色液	2
		(2) 脱色液的制作	1) 树脂镜片脱色的原理与方法 2) 脱色液的配制	(1) 方法：讲授法、实训（练习）法 (2) 重点与难点：根据染料产品说明书制作脱色液	2

模块	课程	学习单元	课程内容	培训建议	课堂学时
5．树脂眼镜片的染色	5-2　染色操作	（1）单色染色	1）单色染色的方法	（1）方法：讲授法、实训（练习）法 （2）重点：根据色卡或样片进行单色染色 （3）难点：样片染色的一致性	3
			2）单色染色的效果控制		
		（2）混合染色	1）混合染色的概念	（1）方法：讲授法、实训（练习）法 （2）重点与难点：根据色卡或样片进行混合染色	3
			2）混合染色的方法		
			3）三原色与色彩的调配原理		
		（3）渐变染色	1）渐变染色的概念	（1）方法：讲授法、实训（练习）法 （2）重点与难点：根据色卡或样片进行渐变染色	3
			2）渐变染色的方法		
6．质量检验	6-1　光学参数检验	（1）带三棱镜眼镜光学参数的检验	1）带三棱镜眼镜顶焦度、棱镜度的检查方法	（1）方法：讲授法、实训（练习）法 （2）重点与难点：正确使用焦度计检验带三棱镜眼镜的顶焦度、棱镜度和基底方向	1
			2）三棱镜基底的表示方法		
			3）棱镜度的检查标准		
		（2）带三棱镜眼镜设计中心的检验	1）带三棱镜眼镜设计中心的检测方法 ①根据处方单的棱镜参数确定设计中心点 ②通过设计中心点检验各项参数	（1）方法：讲授法、实训（练习）法 （2）重点与难点：正确使用焦度计检验带三棱镜眼镜的设计中心	1
			2）带三棱镜眼镜设计中心偏差对光学效果的影响		
	6-2　染色镜片的检测	（1）染色镜片透光率的测定	1）设定测量参数	（1）方法：讲授法、实训（练习）法 （2）重点与难点：正确进行染色镜片透光率的测定	1
			2）执行测量操作		

续表

模块	课程	学习单元	课程内容	培训建议	课堂学时
6. 质量检验	6-2 染色镜片的检测	（2）染色镜片色差检查	染色镜片色差检查	（1）方法：讲授法、实训（练习）法 （2）重点：正确进行染色眼镜片色差检查 （3）难点：判断染色镜片的色差是否合格	1
7. 校配	7-1 校配选项	（1）戴镜不适的校配项目	1）戴镜不适的光学效果分析 2）戴镜光学效果的影响因素	（1）方法：讲授法、案例教学法、实训（练习）法 （2）重点与难点：确定戴镜不适的校配项目	1
		（2）渐变焦眼镜戴镜不适分析及校配选项确定	1）渐变焦眼镜戴镜不适的常见情况 2）镜片各形式的等效焦度关系	（1）方法：讲授法、案例教学法、实训（练习）法 （2）重点与难点：正确判断渐变焦眼镜戴镜不适原因并确定校配选项	1
	7-2 校配操作	（1）戴镜不适的校配	1）镜片顶焦度微量偏差的校配 2）镜片光心位置单向或双向微量偏差的校配 3）非球面镜片焦度偏差的校配 4）屈光参差眼镜戴镜不适的校配	（1）方法：讲授法、案例教学法、实训（练习）法 （2）重点与难点：正确实施戴镜不适的校配操作	2
		（2）渐变焦眼镜戴镜不适的校配	1）渐变焦眼镜校配的特殊性 2）渐变焦眼镜戴镜不适的镜片定位处理 ①眼镜架垂直位置的调整 ②眼镜架水平位置的调整 ③眼镜架镜眼距的调整 ④眼镜架倾斜角偏差的调整	（1）方法：讲授法、案例教学法、实训（练习）法 （2）重点与难点：对戴镜不适的渐变焦眼镜进行校配	2

续表

模块	课程	学习单元	课程内容	培训建议	课堂学时
8. 培训与管理	8-1 培训	(1) 培训教案编写	1) 国内外眼镜专业资料的检索方法	(1) 方法：讲授法、案例教学法、实训（练习）法 (2) 重点与难点：培训教案编写	2
			2) 培训计划与教学大纲的编写方法和要求		
			3) 培训教案的编写要求		
		(2) 实训培训	1) 实训培训要求	(1) 方法：讲授法、案例教学法、实训（练习）法 (2) 重点与难点：对三级/高级工及以下级别人员进行实训培训	1
			2) 实训培训建议		
			3) 实训培训主要内容		
	8-2 管理	(1) 定配加工设备配置	1) 设备配置原则	(1) 方法：讲授法、案例教学法、实训（练习）法 (2) 重点与难点：结合工作实际合理配置眼镜定配加工设备	1
			2) 设备配置规范		
			3) 设备安置设计		
		(2) 加工工位和人员配置	1) 加工工位的配置	(1) 方法：讲授法、案例教学法、实训（练习）法 (2) 重点与难点：结合工作实际合理配置加工工位和实验室人员	1
			2) 实验室人员的配置		
			3) 实验室人员的管理		
		(3) 工作总结的撰写	1) 企业管理基础知识	(1) 方法：讲授法、案例教学法、实训（练习）法 (2) 重点与难点：撰写工作总结	2
			2) 工作总结的撰写要求		

2.2.6 培训建议中培训方法说明

1. 讲授法

讲授法指教师主要运用语言讲述，系统地向学员传授知识，传播思想理念。即教师通过叙述、描绘、解释、推论来传递信息、传授知识、阐明概念、论证定律和公式，引导学员获取知识，认识和分析问题。

2．讨论法

讨论法指在教师的指导下，学员以班级或小组为单位，围绕学习单元的内容，对某一专题进行深入探讨，通过讨论或辩论活动，获得知识或巩固知识的一种教学方法，要求教师在讨论结束时对讨论的主题做归纳性总结。

3．实训（练习）法

实训（练习）法指学员在教师的指导下巩固知识、运用知识，形成技能技巧的方法。通过实际操作的练习，形成操作技能。

4．参观法

参观法指教师组织或指导学员进行实地观察、调查、研究和学习，使学员获得新知识或巩固已学知识的教学方法。参观法可细分为"准备性参观、并行性参观、总结性参观"等。

5．演示法

演示法指在教学过程中，教师通过示范操作和讲解使学员获得知识、技能的教学方法。教学中，教师对操作内容进行现场演示，边操作边讲解，强调操作的关键步骤和注意事项，使学员边学边做，理论与技能并重，师生互动，提高学生的学习兴趣和学习效率。

6．案例教学法

案例教学法指通过对案例进行分析，提出问题、分析问题，并找到解决问题的途径和手段，培养学员分析问题、处理问题的能力。

7．项目教学法

项目教学法指以实际应用为目的，将理论知识与实际工作相结合，通过师生共同完成一个完整的项目工作，使学员获得知识和实践操作能力与解决实际问题能力的教学方法。其实施以小组为学习单位，步骤一般分为确定项目任务、计划、决策、实施、检查和评价6个步骤。强调学员在学习过程中的主体地位，以学员为中心，以学员学习为主、教师指导为辅，通过完成教学项目，激发学员的学习积极性，使学员既获得相关理论知识，又掌握实践技能和工作方法，提高学员解决实际问题的综合能力。

8．角色扮演法

角色扮演法指学员通过不同角色的扮演，体验自身角色的内涵活动和对方角色的心理，充分展现各种角色的"为"和"位"。

9．情景表演法

情景表演法指教师在实施培训前事先准备和布置培训现场，并设定情景表演的情景、对话内容及评估标准，通过学员现场的情景表演活动以及教师对活动效果的及时评估，从而达到培训的预期效果。

10．实物示教法

实物示教法指教师通过实物的操作演示或对学员实物操作演示的评价，实现对学员技能操作步骤和要领掌握情况的检查、纠错、修正，并演示正确操作方法的一种教学方法。

11．观摩法

观摩法指让学员通过现场观摩、观看视频等形式，学习、获取知识、技能的一种教学方法。

2.3 考核规范

2.3.1 职业基本素质培训考核规范

考核范围	考核比重（％）	考核内容	考核比重（％）	考核单元
1．职业认知与职业道德	4	1－1 职业认知	1	职业认知
		1－2 职业道德基本知识	2	道德与职业道德
		1－3 职业守则	1	职业守则
2．眼科学基础知识	7	2－1 眼的解剖和生理	4	（1）视觉器官的构成
				（2）眼球的解剖和生理
				（3）眼附属器的组成和功能
				（4）视路的组成和解剖
		2－2 常见眼病知识	3	（1）影响视觉的常见症状
				（2）影响视觉的常见眼病
3．光学基础知识	10	3－1 光的性质与传播	2	（1）光的性质
				（2）光的传播速度
				（3）光辐射的度量单位

续表

考核范围	考核比重（%）	考核内容	考核比重（%）	考核单元
3．光学基础知识		3-2 几何光学知识	8	（1）光线的概念与光束的分类
				（2）几何光学基本定律
				（3）三棱镜知识
				（4）球面透镜知识
				（5）柱面透镜（圆柱面透镜）知识
				（6）球柱面透镜知识
4．眼镜光学知识	21	4-1 常用镜片知识	12	（1）眼镜球面透镜知识
				（2）眼镜柱面透镜（球柱面透镜）知识
				（3）眼镜三棱镜知识
		4-2 戴镜效果与镜片设计	6	（1）透镜有效屈光力（有效镜度）的概念及计算
				（2）眼镜的放大作用
				（3）镜片曲率和厚度的测量
				（4）眼镜的片形设计
		4-3 多焦点镜片与特殊镜片	3	（1）多焦点镜片的类型及特点
				（2）特殊镜片的特点
5．眼屈光学知识	16	5-1 眼生理光学知识	2	（1）眼的光学系统
				（2）眼的生理性光学缺陷
		5-2 调节与集合	3	（1）眼的调节
				（2）眼的集合
		5-3 屈光不正	11	（1）屈光不正的概念和影响因素
				（2）远视眼知识
				（3）近视眼知识
				（4）散光眼知识
				（5）屈光参差知识
				（6）眼镜的矫正机理
6．眼镜商品知识	26	6-1 镜片知识	8	（1）镜片的基本属性
				（2）镜片材料的分类
				（3）镜片材料的处理

续表

考核范围	考核比重（%）	考核内容	考核比重（%）	考核单元
6．眼镜商品知识		6-2　眼镜架知识	8	（1）眼镜架材料
				（2）眼镜架结构
				（3）眼镜架款式
		6-3　接触镜	4	（1）接触镜的种类
				（2）接触镜材料特性及常用材料
		6-4　眼镜商品销售	6	（1）顾客的消费心理
				（2）商务礼仪
				（3）眼镜销售策略
7．眼镜加工工艺基础知识	10	7-1　机械基础知识	4	（1）材料的分类及性能
				（2）机械概述
				（3）公差配合知识
				（4）传动机构知识
				（5）螺纹连接知识
		7-2　眼镜架制造工艺概述	4	（1）塑料眼镜架的制造工艺
				（2）金属眼镜架的制造工艺
		7-3　眼镜片制造工艺概述	2	（1）玻璃镜片的制造工艺
				（2）塑料树脂镜片的制造工艺
8．相关法律、法规知识	6	相关法律、法规知识	6	（1）《中华人民共和国劳动法》相关知识
				（2）《中华人民共和国产品质量法》相关知识
				（3）《中华人民共和国计量法》相关知识
				（4）《中华人民共和国消费者权益保护法》相关知识

2.3.2　五级／初级职业技能培训理论知识考核规范

考核范围	考核比重（%）	考核内容	考核比重（%）	考核单元
1．接单	10	1-1　分析配镜加工单（或处方）	5	（1）球面透镜验光处方的阅读
				（2）球面透镜配镜加工单（或处方）的书写
				（3）镜片适配性的确认
				（4）眼镜架适配性的确认

课程包

续表

考核范围	考核比重（%）	考核内容	考核比重（%）	考核单元
1．接单		1-2　核对商品	5	（1）镜片装配前核对
				（2）眼镜架装配前核对
				（3）镜片表面质量检查
				（4）镜片顶焦度的测量和光学中心的标记
				（5）眼镜架外观质量和部件装配质量的检查
2．模板制作	15	2-1　用衬片手工制作模板	7	（1）衬片几何中心、垂直和水平基准线的作用
				（2）衬片几何中心、垂直和水平基准线的绘制
				（3）衬片鼻侧及上方标志的标注
				（4）用衬片手工制作模板的方法
		2-2　无衬片手工制作模板	8	（1）模板坯几何中心、垂直及水平基准线的绘制
				（2）按照镜框内缘在模板坯上画形
				（3）模板坯鼻侧及上方标志的标注
				（4）已画形模板坯的修剪
3．确定加工中心	15	3-1　测量镜架几何中心水平间距	6	（1）眼镜架几何中心水平间距的测量
				（2）眼镜架标称几何中心水平间距的计算
		3-2　确定加工移心量	6	（1）镜片水平移心量的计算
				（2）镜片垂直移心量的计算
		3-3　安装吸盘	3	（1）中心仪上水平、垂直移心位置的设定
				（2）镜片中心在中心仪上的定位
				（3）确定吸盘方向并上吸盘
4．磨边	20	4-1　半自动磨边机加工参数设定	12	（1）磨削砂轮类型的选定
				（2）镜片加工的冷却方法的选择
				（3）镜片尖边设置
				（4）镜片磨边尺寸的调整

考核范围	考核比重（%）	考核内容	考核比重（%）	考核单元
4．磨边		4-2 磨边操作	8	(1) 加工模板的装夹
				(2) 镜片的装夹
				(3) 镜片位置的调整
				(4) 镜片倒边、倒棱
5．装配	10	5-1 安装	5	(1) 塑料眼镜架的安装
				(2) 金属眼镜架的安装
				(3) 安装眼镜的应力检查及修正
		5-2 整形	5	(1) 金属眼镜架的调整
				(2) 塑料眼镜架的调整
				(3) 眼镜的清洁和装袋
6．质量检验	10	6-1 光学参数检验	5	(1) 配装眼镜顶焦度的测量及光学中心的标记
				(2) 配装眼镜光学中心水平距离和垂直高度的检验
				(3) 镜片基准点厚度的测定
		6-2 外观检验	5	(1) 配装眼镜装配质量的检验
				(2) 配装眼镜外观质量的检查
7．校配	15	7-1 校配选项	7	(1) 眼镜水平位置的校配
				(2) 眼镜颞距、镜腿弯点长度的校配
		7-2 校配操作	8	(1) 塑料眼镜架的校配
				(2) 金属眼镜架的校配
8．设备维护	5	8-1 设备日常保养	3	(1) 手工磨边机、半自动磨边机使用前检查
				(2) 手工磨边机、半自动磨边机的日常保养
		8-2 简易故障排除	2	(1) 手工磨边机、半自动磨边机常见运行故障的发现
				(2) 手工磨边机、半自动磨边机常见运行故障的排除

2.3.3　五级 / 初级职业技能培训操作技能考核规范

考核范围	考核比重（%）	考核内容	考核比重（%）	考核形式	选考方式	考核时间（分钟）	重要程度
1．接单	5	1-1　分析配镜加工单（或处方）	2.5	实操	必考	2	X
		1-2　核对商品	2.5			3	
2．模板制作	20	2-1　用衬片手工制作模板	10	实操	必考	4	Y
		2-2　无衬片手工制作模板	10			6	
3．确定加工中心	10	3-1　测量镜架几何中心水平间距	3	实操	必考	1	X
		3-2　确定加工移心量	5			2	
		3-3　安装吸盘	2			2	
4．磨边	25	4-1　半自动磨边机加工参数设定	10	实操	必考	5	Y
		4-2　磨边操作	15			10	
5．装配	20	5-1　安装	10	实操	必考	6	X
		5-2　整形	10			4	
6．质量检验	5	6-1　光学参数检验	2.5	实操	必考	3	Y
		6-2　外观检验	2.5			2	
7．校配	5	7-1　校配选项	2.5	实操	必考	2	X
		7-2　校配操作	2.5			3	
8．设备维护	10	8-1　设备日常保养	5	实操	必考	2	Z
		8-2　简易故障排除	5			3	

2.3.4　四级 / 中级职业技能培训理论知识考核规范

考核范围	考核比重（%）	考核内容	考核比重（%）	考核单元
1．接单	24	1-1　分析配镜加工单（或处方）	12	（1）散光眼验光处方的阅读
				（2）环曲面镜片类型的鉴别
				（3）镀膜镜片的特点
				（4）光致变色镜片的特点

续表

考核范围	考核比重（%）	考核内容	考核比重（%）	考核单元
1. 接单		1-2　核对出库商品	12	（1）视像移法测量环曲面镜片
				（2）手动焦度计测量环曲面镜片
				（3）自动焦度计测量环曲面镜片
				（4）镀膜（染色）镜片的配对检验
2. 模板制作	14	2-1　模板机制作模板	8	（1）模板坯的选用和安放
				（2）眼镜架的定位和固定
				（3）模板机切割模板
		2-2　修整模板	6	（1）模板手工倒棱和修整
				（2）模板水平加工基准线的检验和修整
3. 确定加工中心	10	3-1　测量眼镜架几何中心水平间距与垂直高度	4	（1）半框眼镜架几何中心水平间距的测量
				（2）半框眼镜架垂直高度的测量
		3-2　安装吸盘	6	（1）环曲面镜片移心位置的确定
				（2）中心仪上环曲面镜片的平行操作
4. 磨边	14	4-1　设定半自动磨边机加工参数	6	（1）镜片尖边种类的选择和位置的设置
				（2）镜片尖边曲率的调整
		4-2　开槽操作	8	（1）待开槽镜片的装夹
				（2）槽弧类型的设定
				（3）槽弧位置和槽深的设定
5. 装配	14	5-1　安装	6	（1）半框眼镜的安装
				（2）半框眼镜架尼龙丝线的更换
		5-2　整形	8	（1）半框眼镜架的调整
				（2）塑料眼镜架的调整
6. 质量检验	10	6-1　光学参数检验	6	（1）环曲面眼镜顶焦度和轴向的测量
				（2）配装眼镜光学中心水平互差和垂直互差的检验
		6-2　外观检验	4	（1）半框眼镜架尼龙丝线松紧度的检验
				（2）半框眼镜外观质量检查

续表

考核范围	考核比重（%）	考核内容	考核比重（%）	考核单元
7．校配	8	7-1　校配选项	4	校配选项
		7-2　校配操作	4	（1）金属眼镜架的多方位校配
				（2）塑料眼镜架的多方位校配
8．设备维护	6	8-1　设备日常保养	3	（1）模板机、开槽机使用前检查
				（2）模板机、开槽机的日常保养
		8-2　简易故障排除	3	（1）模板机、开槽机常见运行故障的发现
				（2）模板机、开槽机常见运行故障的排除

2.3.5　四级／中级职业技能培训操作技能考核规范

考核范围	考核比重（%）	考核内容	考核比重（%）	考核形式	选考方式	考核时间（分钟）	重要程度
1．接单	5	1-1　分析配镜加工单（或处方）	2.5	实操	必考	过程考核	X
		1-2　核对出库商品	2.5	实操	必考		X
2．模板制作	20	2-1　模板机制作模板	10	实操	必考	7	Y
		2-2　修整模板	10	实操	必考	3	Y
3．确定加工中心	10	3-1　眼镜架几何中心水平间距测量	5	实操	必考	3	X
		3-2　安装吸盘	5	实操	必考	2	X
4．磨边	25	4-1　设定半自动磨边机加工参数	15	实操	必考	5	Y
		4-2　开槽操作	10	实操	必考	5	Y
5．装配	20	5-1　安装	10	实操	必考	10	X
		5-2　整形	10	实操	必考		X
6．质量检验	10	6-1　光学参数检验	5	实操	必考	5	Y
		6-2　外观检验	5	实操	必考	5	Y
7．校配	5	7-1　校配选项	2.5	实操	必考	5	X
		7-2　校配操作	2.5	实操	必考	5	X
8．设备维护	5	8-1　设备日常保养	2.5	实操	必考	过程考核	Z
		8-2　简易故障排除	2.5	实操	必考		Z

2.3.6 三级／高级职业技能培训理论知识考核规范

考核范围	考核比重（%）	考核内容	考核比重（%）	考核单元
1．接单	20	1-1 分析配镜加工单（或处方）	16	（1）双光、渐变焦眼镜配镜加工单（或处方）的分析
				（2）渐变焦单侧瞳距和瞳高的测量
				（3）渐变焦眼镜测量卡的核对使用
		1-2 核对出库商品	4	（1）渐变焦镜片标记的核对
				（2）镜片顶焦度的测量
2．模板制作与确定加工中心	20	2-1 模板扫描仪数据输入	10	（1）扫描类型的选择
				（2）内、外扫描的设置
				（3）镜片片形修改的设置
		2-2 全自动磨边机定中心操作	10	（1）配镜参数的输入
				（2）镜片加工中心确定与吸盘安装
3．磨边	20	3-1 设定全自动磨边机加工参数	10	（1）磨边压力的选择
				（2）材质类型和冷却方式的设定
				（3）尖边类型的设置
		3-2 钻孔操作	10	（1）无框架眼镜钻孔位置的确定
				（2）预钻和成型钻
4．装配	10	4-1 安装	6	（1）套管、垫片的安装
				（2）无框架眼镜的装配
				（3）连接松动的处理
		4-2 整形	4	（1）连接部位调的整
				（2）镜面角、身腿倾斜角、外张角的调整
5．质量检验	10	5-1 光学参数检验	6	（1）使用焦度计对渐变焦眼镜光学参数的测量
				（2）使用渐变焦眼镜测量卡对光学中心位置的检验
				（3）渐变焦眼镜显性标记的恢复
		5-2 外观检查	4	（1）无框架眼镜外观质量的检查
				（2）渐变焦眼镜外观质量的检查

续表

考核范围	考核比重（%）	考核内容	考核比重（%）	考核单元
6. 校配	10	6-1 校配选项	4	（1）特殊脸型戴镜者特征判断
				（2）特殊脸型戴镜问题的分析与校配选项的确定
				（3）渐变焦眼镜戴镜不适的校配选项
		6-2 校配操作	6	（1）特殊脸型戴镜者的眼镜校配
				（2）无框架眼镜校配工具的选用
				（3）渐变焦眼镜的校配
7. 设备维护	10	7-1 设备日常保养	4	（1）加工设备使用前的检查
				（2）加工设备的日常保养
		7-2 简易故障排除	6	（1）加工设备运行故障的发现
				（2）加工设备常见故障的排除

2.3.7 三级／高级职业技能培训操作技能考核规范

考核范围	考核比重（%）	考核内容	考核比重（%）	考核形式	选考方式	考核时间（分钟）	重要程度
1. 接单	5	1-1 分析配镜加工单（或处方）	3	实操	必考	过程考核	X
		1-2 核对出库商品	2	实操	必考		X
2. 模板制作与确定加工中心	20	2-1 模板扫描仪数据输入	10	实操	必考	3	X
		2-2 全自动磨边机定中心操作	10	实操	必考	2	X
3. 磨边	20	3-1 设定全自动磨边机加工参数	5	实操	必考	2	X
		3-2 钻孔操作	15	实操	必考	18	X
4. 装配	25	4-1 安装	15	实操	必考	10	X
		4-2 整形	10	实操	必考	5	X
5. 质量检验	20	5-1 光学参数检验	10	实操	必考	5	X
		5-2 外观检验	10	实操	必考	5	X
6. 校配	5	6-1 校配选项	2	实操	必考	5	X
		6-2 校配操作	3	实操	必考	10	X

考核范围	考核比重（％）	考核内容	考核比重（％）	考核形式	选考方式	考核时间（分钟）	重要程度
7．设备维护	5	7-1　设备日常保养	3	实操	必考	过程考核	Y
		7-2　简易故障排除	2	实操	必考		Y

2.3.8　二级／技师职业技能培训理论知识考核规范

考核范围	考核比重（％）	考核内容	考核比重（％）	考核单元
1．接单	20	1-1　分析配镜加工单（或处方）	10	（1）斜视矫正眼镜配镜加工单的书写及解读
				（2）低视力矫正眼镜配镜加工单（或处方）的书写及解读
		1-2　核对出库商品	10	（1）三棱镜眼镜棱镜度的测量
				（2）偏心眼镜镜片最小有效直径计算
2．确定加工中心	20	2-1　确定镜片产生三棱镜效果的光心偏移量	10	（1）球柱面透镜附加三棱镜效果计算
				（2）三棱镜球柱镜片中心的定位
		2-2　定中心操作	10	（1）三棱镜加工中心的确定
				（2）吸盘安装
3．磨边与装配	10	3-1　三棱镜磨边	5	（1）尖边位置的确定
				（2）磨边
		3-2　安装	5	（1）带三棱镜度眼镜片底顶向的确定
				（2）带三棱镜度眼镜的装配及调整
4．眼镜片的二次加工	10	4-1　计算加工数据	2	（1）二次加工软件加工数据的输入
				（2）二次加工软件加工数据的计算
		4-2　定位和上盘	3	（1）二次加工镜片划线
				（2）二次加工镜片保护
				（3）二次加工镜片上盘

续表

考核范围	考核比重（%）	考核内容	考核比重（%）	考核单元
4．眼镜片的二次加工		4-3 镜片内表面研磨	3	（1）二次加工镜片的粗磨
				（2）二次加工镜片的精磨
				（3）二次加工镜片的抛光
		4-4 下盘与检测	2	（1）二次加工镜片的下盘和清洁
				（2）二次加工镜片的检测
5．树脂眼镜片的染色	10	5-1 染色、脱色液的制作	4	（1）染色液的制作
				（2）脱色液的制作
		5-2 染色操作	6	（1）单色染色
				（2）混合染色
				（3）渐变染色
6．质量检验	10	6-1 光学参数检验	6	（1）带三棱镜眼镜光学参数的检验
				（2）带三棱镜眼镜设计中心的检验
		6-2 染色镜片的检测	4	（1）染色镜片透光率的测定
				（2）染色镜片色差检查
7．校配	10	7-1 校配选项	6	（1）戴镜不适的校配项目
				（2）渐变焦眼镜戴镜不适分析及校配选项确定
		7-2 校配操作	4	（1）戴镜不适的校配
				（2）渐变焦眼镜戴镜不适的校配
8．培训与管理	10	8-1 培训	6	（1）培训教案编写
				（2）实训培训
		8-2 管理	4	（1）定配加工设备配置
				（2）加工工位和人员配置
				（3）工作总结的撰写

2.3.9 二级／技师职业技能培训操作技能考核规范

考核范围	考核比重（%）	考核内容	考核比重（%）	考核形式	选考方式	考核时间（分钟）	重要程度
1．接单	5	1-1 分析配镜加工单（或处方）	3	实操	必考	3	X
		1-2 核对出库商品	2	实操	必考	2	X
2．确定加工中心	20	2-1 确定镜片产生三棱镜效果光心偏移量	10	实操	必考	4	X
		2-2 定中心操作	10	实操	必考	6	X
3．磨边与装配	20	3-1 三棱镜磨边	10	实操	必考	10	X
		3-2 安装	10	实操	必考	5	X
4．眼镜片的二次加工	10	4-1 计算加工数据	2	实操	必考	1	X
		4-2 定位和上盘	3	实操	必考	1	X
		4-3 镜片内表面研磨	2	实操	必考	6	X
		4-4 下盘与检测	3	实操	必考	2	X
5．树脂眼镜片的染色	10	5-1 染色、脱色液的制作	5	实操	必考	8	Y
		5-2 染色操作	5	实操	必考	12	Y
6．质量检验	20	6-1 光学参数检验	10	实操	必考	4	X
		6-2 染色镜片的检测	10	实操	必考	4	X
7．校配	5	7-1 校配选项	2	实操	必考	2	X
		7-2 校配操作	3	实操	必考	3	X
8．培训与管理	10	8-1 培训	5	实操	必考	10	Y
		8-2 管理	5	实操	必考	10	Y

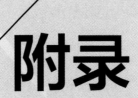

附录

培训要求与课程规范
对照表

附录1 职业基本素质培训要求与课程规范对照表

2.1.1 职业基本素质培训要求			2.2.1 职业基本素质培训课程规范			
职业基本素质模块（模块）	培训内容（课程）	培训细目	学习单元	课程内容	培训建议	课堂学时
1. 职业认知与职业道德	1-1 职业认知	（1）眼镜定配行业简介 （2）眼镜定配工的工作内容	职业认知	1）眼镜定配行业简介 2）眼镜定配工的工作内容	（1）方法：讲授法 （2）重点与难点：眼镜定配工的工作内容	1
	1-2 职业道德基本知识	（1）"四德建设"的主要内容 （2）社会主义核心价值观 （3）职业道德修养 （4）眼镜定配工从业人员职业道德规范	道德与职业道德	1）道德 ①道德的含义 ②维持道德的依据 ③公民道德规范 ④社会主义核心价值观 2）职业道德 ①职业道德的概念 ②各行业共同的道德内容 ③服务态度、服务质量、职业道德三者之间的关系 ④加强职业道德修养	（1）方法：讲授法、案例教学法 （2）重点与难点：服务态度、服务质量、职业道德三者之间的关系	2
	1-3 职业守则	眼镜定配工的职业守则	职业守则	1）遵纪守法，爱岗敬业 2）工作认真负责，自觉履行职责 3）文明礼貌，热情待客，全心全意为消费者服务 4）刻苦学习，勤奋钻研，掌握现代知识和技能 5）谦虚谨慎，团结协作，主动配合 6）遵守操作规范，爱护仪器设备	（1）方法：讲授法、案例教学法 （2）重点与难点：眼镜定配工职业守则	1
2. 眼科学基础知识	2-1 眼的解剖和生理	（1）视觉器官的构成 （2）眼球的解剖和生理	（1）视觉器官的构成	1）眼球概述 2）眼附属器概述 3）视路概述	（1）方法：讲授法、案例教学法 （2）重点与难点：视觉器官的特点	2
			（2）眼球的解剖和生理	1）眼球壁的解剖和生理 2）眼球腔体的解剖和生理 3）眼内容物的解剖和生理	（1）方法：讲授法、案例教学法、演示法 （2）重点与难点：眼球壁的解剖和生理	2

2.1.1 职业基本素质培训要求			2.2.1 职业基本素质培训课程规范			
职业基本素质模块（模块）	培训内容（课程）	培训细目	学习单元	课程内容	培训建议	课堂学时
2. 眼科学基础知识	2-1 眼的解剖和生理	（3）眼附属器的组成和功能 （4）视路的组成和解剖	（3）眼附属器的组成和功能	1）睫毛的位置和作用	（1）方法：讲授法、案例教学法 （2）重点与难点：结膜的组成和作用	2
				2）眼睑的组成和作用		
				3）结膜的组成和作用		
				4）泪器的组成		
				5）眼外肌的组成和功能		
				6）眼眶的组成		
			（4）视路的组成和解剖	1）视路的组成	（1）方法：讲授法、案例教学法 （2）重点：视路的组成 （3）难点：视路的解剖	2
				2）视路的解剖 ①视交叉的解剖 ②视束的解剖 ③外侧膝状体的解剖 ④视放射的解剖 ⑤视皮质的解剖		
	2-2 常见眼病知识	（1）影响视觉的常见症状 （2）影响视觉的常见眼病	（1）影响视觉的常见症状	1）视力下降	（1）方法：讲授法、案例教学法 （2）重点与难点：影响视觉的常见症状和体征	2
				2）视野缺损		
			（2）影响视觉的常见眼病	1）角膜疤痕的原因及其与视觉质量的关系	（1）方法：讲授法、案例教学法 （2）重点与难点：影响视觉常见眼病的种类	2
				2）白内障的形成原因		
				3）玻璃体混浊的原因及症状		
				4）老年性黄斑变性的分类		
				5）视网膜脱离的原因、症状及体征		
				6）视网膜色素变性的原因和临床表现		
				7）视网膜中央静脉栓塞的症状		
				8）视网膜中央动脉栓塞的症状和体征		
				9）视神经炎的症状和体征		
				10）视神经萎缩的原因和症状		
				11）青光眼的分类和特点		

2.1.1 职业基本素质培训要求			2.2.1 职业基本素质培训课程规范			
职业基本素质模块（模块）	培训内容（课程）	培训细目	学习单元	课程内容	培训建议	课堂学时
3. 光学基础知识	3-1 光的性质与传播	(1) 光的本质 (2) 光的传播速度 (3) 光辐射的度量单位	(1) 光的性质	1) 可见光谱及光波颜色 2) 光源的概念及分类 3) 平面光波的概念	(1) 方法：讲授法、案例教学法 (2) 重点与难点：光的性质	1
			(2) 光的传播速度	1) 介质的概念 2) 光在真空中的速度 3) 光在介质中的速度 4) 折射率	(1) 方法：讲授法、案例教学法 (2) 重点与难点：折射率	1
			(3) 光辐射的度量单位	1) 光辐射功率与光通量 2) 发光强度与明度 3) 光照强度	(1) 方法：讲授法、案例教学法 (2) 重点与难点：光辐射的度量单位	2
	3-2 几何光学知识	(1) 光线的概念与光束的分类 (2) 几何光学基本定律 (3) 三棱镜知识 (4) 球面透镜知识 (5) 柱面透镜（圆柱面透镜）知识	(1) 光线的概念与光束的分类	1) 光线的概念 2) 光束的分类	(1) 方法：讲授法、案例教学法 (2) 重点与难点：光束的分类	2
			(2) 几何光学基本定律	1) 光的直线传播定律 2) 光的反射定律和折射定律	(1) 方法：讲授法、案例教学法 (2) 重点与难点：几何光学基本定律	2
			(3) 三棱镜知识	1) 三棱镜的结构 2) 三棱镜的光学特性 3) 三棱镜的视觉效应 4) 三棱镜屈光力及度量单位	(1) 方法：讲授法、案例教学法 (2) 重点：三棱镜的光学特性 (3) 难点：三棱镜的视觉效应	2
			(4) 球面透镜知识	1) 球面透镜的结构和类别 2) 球面透镜的光学特性 3) 球面透镜的成像规则及成像公式	(1) 方法：讲授法、案例教学法 (2) 重点：球面透镜的类别 (3) 难点：球面透镜的成像规则	2
			(5) 柱面透镜（圆柱面透镜）知识	1) 柱面透镜的结构 2) 柱面透镜的光学特性	(1) 方法：讲授法、案例教学法 (2) 重点与难点：柱面透镜的光学特性	2

2.1.1 职业基本素质培训要求			2.2.1 职业基本素质培训课程规范			
职业基本素质模块（模块）	培训内容（课程）	培训细目	学习单元	课程内容	培训建议	课堂学时
3. 光学基础知识	3-2 几何光学知识	（6）球柱面透镜知识	（6）球柱面透镜知识	1）球柱面透镜的结构	（1）方法：讲授法 （2）重点与难点：球柱面透镜的光学特性	2
				2）球柱面透镜的光学特性		
4. 眼镜光学知识	4-1 常用镜片知识	（1）眼镜球面透镜知识 （2）眼镜柱面透镜（球柱面透镜）知识 （3）眼镜棱镜知识	（1）眼镜球面透镜知识	1）球面透镜屈光力及计算	（1）方法：讲授法 （2）重点与难点：球面透镜的联合与转换	4
				2）球面透镜的联合计算		
				3）球面透镜的转换计算		
			（2）眼镜柱面透镜（球柱面透镜）知识	1）柱面透镜的屈光力及轴向表示方法	（1）方法：讲授法 （2）重点与难点：柱面透镜的联合与转换	4
				2）柱面透镜的联合与转换计算		
				3）球柱面透镜屈光力的表达方法		
				4）球柱面透镜的联合与转换计算		
			（3）眼镜三棱镜知识	1）三棱镜的底向标示方法	（1）方法：讲授法 （2）重点与难点：三棱镜的底向标示方法	4
				2）球面透镜的三棱镜效应		
				3）眼镜三棱镜效应现象的类型		
				4）眼镜偏心的三棱镜基底		
	4-2 戴镜效果与镜片设计	（1）透镜有效屈光力（有效镜度）的概念及计算 （2）眼镜的放大作用	（1）透镜有效屈光力（有效镜度）的概念及计算	1）有效屈光力的概念	（1）方法：讲授法、案例教学法 （2）重点与难点：透镜有效屈光力的计算	4
				2）透镜有效屈光力的计算		
			（2）镜片的放大作用	1）透镜放大倍率的计算	（1）方法：讲授法 （2）重点与难点：透镜放大倍率的计算	4
				2）散光眼视物变形的原因		

2.1.1 职业基本素质培训要求			2.2.1 职业基本素质培训课程规范			
职业基本素质模块（模块）	培训内容（课程）	培训细目	学习单元	课程内容	培训建议	课堂学时
4. 眼镜光学知识	4-2 戴镜效果与镜片设计	（3）镜片曲率和厚度的测量 （4）镜片片形设计	（3）镜片曲率和厚度的测量	1）镜片的曲率和测量方法 2）镜片的厚度和测量方法	（1）方法：讲授法、演示法 （2）重点与难点：使用焦度表测量眼镜镜片的曲率	4
			（4）眼镜片形设计	1）镜片像差的分类及特点 2）镜片双面的曲度调配 3）基曲对镜片光学质量的影响	（1）方法：讲授法、案例教学法 （2）重点与难点：镜片像差的分类及特点	4
	4-3 多焦点镜片与特殊镜片	（1）多焦点镜片的类型及特点 （2）特殊镜片的特点	（1）多焦点镜片的类型及特点	1）双光镜片（双焦镜片）的类型及特点 2）三焦镜片的类型及特点 3）渐变焦镜片的标识及分类	（1）方法：讲授法、演示法 （2）重点：双光镜片的类型 （3）难点：双光镜片的棱镜效应	4
			（2）特殊镜片的特点	1）等像眼镜的特点 2）菲涅尔透镜的特点	（1）方法：讲授法、案例教学法、演示法 （2）重点：菲涅尔透镜的特点 （3）难点：眼镜放大率的计算	4
5. 眼屈光学知识	5-1 眼生理光学知识	（1）眼的光学系统	（1）眼的光学系统	1）眼的屈光结构和光学常数 2）眼的三对基点 3）简化眼概念 4）视网膜成像 ①视网膜成像的计算 ②视网膜成像的影响因素及意义 5）眼的生理轴与角 ①光轴 ②视轴 ③固定轴 ④视角 ⑤γ角 ⑥Kappa角	（1）方法：讲授法、演示法 （2）重点：眼的光学系统的组成 （3）难点：视网膜成像的计算	2

2.1.1 职业基本素质培训要求			2.2.1 职业基本素质培训课程规范			
职业基本素质模块（模块）	培训内容（课程）	培训细目	学习单元	课程内容	培训建议	课堂学时
5. 眼屈光学知识	5-1 眼生理光学知识	（2）眼的生理性光学缺陷	（2）眼的生理性光学缺陷	1）球面像差形成的原因及应用 2）色像差形成的原因及应用	（1）方法：讲授法、案例教学法 （2）重点与难点：球面像差对眼睛的影响	2
	5-2 调节与集合	（1）眼的调节 （2）眼的集合	（1）眼的调节	1）调节的定义 2）调节的联动 3）调节的相关概念 4）调节与眼屈光状态的关系 5）老视眼的形成机理	（1）方法：讲授法、案例教学法 （2）重点：调节的相关概念 （3）难点：调节相关计算	2
			（2）眼的集合	1）集合的定义 2）集合的相关概念 3）集合与眼屈光状态的关系	（1）方法：讲授法、案例教学法 （2）重点：集合的相关概念 （3）难点：集合与眼屈光状态的关系	2
	5-3 屈光不正	（1）屈光不正的概念和影响因素 （2）远视眼知识 （3）近视眼知识	（1）屈光不正的概念和影响因素	1）屈光不正的概念 2）屈光不正的影响因素	（1）方法：讲授法、案例教学法 （2）重点与难点：屈光不正的影响因素	2
			（2）远视眼知识	1）远视眼的成因 2）远视眼的屈光 3）远视眼的分类 4）远视眼的临床表现 5）远视眼的矫正方法	（1）方法：讲授法、案例教学法 （2）重点：远视眼的临床表现 （3）难点：远视眼的矫正方法	4
			（3）近视眼知识	1）近视眼的患病率 2）近视眼的成因 3）近视眼的屈光 4）近视眼的分类 5）单纯性近视眼的临床表现 6）近视眼的矫正方法 7）近视眼的预防	（1）方法：讲授法、案例教学法 （2）重点：单纯性近视眼的临床表现 （3）难点：近视眼的矫正方法	4

附录

2.1.1 职业基本素质培训要求			2.2.1 职业基本素质培训课程规范			
职业基本素质模块（模块）	培训内容（课程）	培训细目	学习单元	课程内容	培训建议	课堂学时
5. 眼屈光学知识	5-3 屈光不正	(4) 散光眼知识 (5) 屈光参差知识 (6) 眼镜的矫正机理	(4) 散光眼知识	1) 散光眼的成因 2) 散光眼的屈光 3) 散光眼的分类 4) 散光眼的临床表现 5) 散光眼的矫正方法	(1) 方法：讲授法、案例教学法 (2) 重点：散光眼的临床表现 (3) 难点：散光眼的矫正方法	4
			(5) 屈光参差知识	1) 屈光参差的成因 2) 屈光参差的临床表现 3) 屈光参差的矫正方法	(1) 方法：讲授法、案例教学法 (2) 重点：屈光参差的临床表现 (3) 难点：屈光参差的矫正方法	4
			(6) 眼镜的矫正机理	1) 眼的远点与远点球面 2) 矫正机理学说 3) 眼镜透镜的焦点与焦线	(1) 方法：讲授法、案例教学法 (2) 重点：眼的远点与远点球面 (3) 难点：眼镜的矫正机理	2
6. 眼镜商品知识	6-1 镜片知识	(1) 镜片的基本属性 (2) 镜片材料的分类 (3) 镜片材料的处理	(1) 镜片的基本属性	1) 镜片的光学属性 2) 镜片的物理属性 3) 镜片的化学属性	(1) 方法：讲授法、案例教学法 (2) 重点：眼镜片的色散率 (3) 难点：光的衍射	4
			(2) 镜片材料的分类	1) 玻璃介质材料 ①普通玻璃材料 ②高折射率玻璃材料 ③着色玻璃材料 ④玻璃光致变色材料 2) 天然水晶材料 3) 光学树脂介质材料 ①热固性材料 ②热塑性材料	(1) 方法：讲授法、演示法、案例教学法 (2) 重点：各种介质材料的分类 (3) 难点：各种介质材料的特点	4
			(3) 镜片材料的处理	1) 镜片表面加膜处理 2) 镜片表面染色处理 3) 光致变色镜片	(1) 方法：讲授法、演示法、案例教学法 (2) 重点：眼镜表面膜层的分类 (3) 难点：眼镜表面膜层的特点	4

2.1.1 职业基本素质培训要求			2.2.1 职业基本素质培训课程规范			
职业基本素质模块（模块）	培训内容（课程）	培训细目	学习单元	课程内容	培训建议	课堂学时
6. 眼镜商品知识	6-2 眼镜架知识	（1）眼镜架材料 （2）眼镜架结构 （3）眼镜架款式	（1）眼镜架材料	1）金属材料的分类及特点 2）非金属材料的分类及特点 3）天然材料的分类及特点	（1）方法：讲授法、演示法、案例教学法 （2）重点：眼镜架材料的分类 （3）难点：眼镜架材料的特点	6
			（2）眼镜架结构	1）眼镜架各部位名称 2）眼镜架规格尺寸相关概念 3）眼镜架规格尺寸的表示方法 ①方框法 ②基准线法	（1）方法：讲授法、演示法、案例教学法 （2）重点：眼镜架各部位的名称 （3）难点：眼镜架规格尺寸相关概念	2
			（3）眼镜架款式	1）眼镜架款式按照材料分类 2）眼镜架款式按照结构分类		2
	6-3 接触镜	（1）接触镜的种类 （2）接触镜材料特性及常用材料	（1）接触镜的种类	1）按材料质地分类 2）按功能分类 3）按对视力矫正方式分类 4）按佩戴方式分类 5）按镜片更换周期分类 6）按镜片含水量分类	（1）方法：讲授法、演示法、案例教学法 （2）重点与难点：各种接触镜的特点	4
			（2）接触镜材料特性及常用材料	1）接触镜材料特性 2）接触镜的常用材料	（1）方法：讲授法、演示法、案例教学法 （2）重点与难点：接触镜的透氧性与氧气传导	4
	6-4 眼镜商品销售	（1）顾客的消费心理 （2）商务礼仪	（1）顾客的消费心理	1）顾客的消费心理过程 2）顾客的消费需求、动机及行为 3）不同顾客的消费心理 4）消费心理的影响因素	（1）方法：讲授法、情景表演法、案例教学法 （2）重点与难点：顾客的消费心理过程	6
			（2）商务礼仪	1）商务礼仪的含义与原则 2）接待礼仪 3）通信礼仪 4）商务形象	（1）方法：讲授法、情景表演法、案例教学法 （2）重点与难点：接待礼仪	4

2.1.1 职业基本素质培训要求			2.2.1 职业基本素质培训课程规范			
职业基本素质模块（模块）	培训内容（课程）	培训细目	学习单元	课程内容	培训建议	课堂学时
6. 眼镜商品知识	6-4 眼镜商品销售	（3）眼镜销售策略	（3）眼镜销售策略	1) 产品策略 2) 品牌策略 3) 价格策略 4) 推销策略	（1）方法：讲授法、角色扮演法、演示法、案例教学法 （2）重点与难点：推销策略	4
7. 眼镜加工工艺基础知识	7-1 机械基础知识	（1）材料的分类及性能 （2）机械概述 （3）公差配合知识 （4）传动机构知识 （5）螺纹连接知识	（1）材料的分类及性能	1) 材料的分类 2) 材料的性能 ①机械性能 ②物理性能 ③化学性能 ④工艺性能	（1）方法：讲授法、案例教学法 （2）重点与难点：材料的机械性能	1
			（2）机械概述	1) 机器和机构 2) 机器的组成 3) 机械摩擦、磨损和润滑	（1）方法：讲授法、案例教学法 （2）重点与难点：机器的组成	2
			（3）公差配合知识	1) 公差配合基本概念 2) 公差配合基本术语 3) 几何公差 ①形状公差 ②位置公差 4) 表面粗糙度	（1）方法：讲授法、案例教学法 （2）重点与难点：公差配合基本术语	2
			（4）传动机构知识	1) 传动的方式 2) 常见传动方式的组成与特点	（1）方法：讲授法 （2）重点与难点：常见传动方式的组成与特点	2
			（5）螺纹连接知识	1) 螺纹的分类 2) 螺纹连接的基本类型 3) 螺纹连接的预紧、放松及失效	（1）方法：讲授法 （2）重点与难点：螺纹连接的基本类型	2
	7-2 眼镜架制造工艺概述	（1）塑料眼镜架的制造工艺	（1）塑料眼镜架的制造工艺	1) 铣削成型－醋酸纤维板材眼镜架生产工艺 2) 注塑成型－注塑眼镜架生产工艺	（1）方法：讲授法 （2）重点：塑料眼镜架的成型方法 （3）难点：塑料眼镜架生产工艺流程	2

续表

2.1.1 职业基本素质培训要求			2.2.1 职业基本素质培训课程规范			
职业基本素质模块（模块）	培训内容（课程）	培训细目	学习单元	课程内容	培训建议	课堂学时
7. 眼镜加工工艺基础知识	7-2 眼镜架制造工艺概述	（2）金属眼镜架的制造工艺	（2）金属眼镜架的制造工艺	1）眼镜零部件的加工制作 2）焊接工艺 3）电镀工艺 4）最终组装	（1）方法：讲授法 （2）重点与难点：金属眼镜架的制造工艺	2
	7-3 镜片制造工艺概述	（1）玻璃镜片的制造工艺 （2）塑料树脂镜片的制造工艺	（1）玻璃镜片的制造工艺	1）光学玻璃镜片的热加工 2）光学玻璃镜片的冷加工	（1）方法：讲授法 （2）重点与难点：光学玻璃镜片的制造工艺	2
			（2）塑料树脂镜片的制造工艺	1）热固性塑料树脂CR-39镜片的制造工艺 2）热塑性塑料树脂PC镜片的制造工艺	（1）方法：讲授法 （2）重点与难点：塑料树脂镜片的制造工艺	1
8. 相关法律、法规知识	相关法律、法规知识	（1）《中华人民共和国劳动法》相关知识 （2）《中华人民共和国产品质量法》相关知识 （3）《中华人民共和国计量法》相关知识	（1）《中华人民共和国劳动法》相关知识	1）《中华人民共和国劳动法》概述 2）劳动者的权利和义务 3）《中华人民共和国劳动法》的主要内容	（1）方法：讲授法 （2）重点与难点：《中华人民共和国劳动法》的主要内容	4
			（2）《中华人民共和国产品质量法》相关知识	1）《中华人民共和国产品质量法》概述 2）产品质量的监督 3）生产者、销售者的产品质量责任和义务	（1）方法：讲授法、案例教学法 （2）重点与难点：产品质量的监督	2
			（3）《中华人民共和国计量法》相关知识	1）《中华人民共和国计量法》概述 2）计量基准器具、计量标准器具和计量检定 3）计量器具管理	（1）方法：讲授法、案例教学法 （2）重点与难点：计量基准器具、计量标准器具和计量检定	4

2.1.1 职业基本素质培训要求			2.2.1 职业基本素质培训课程规范			
职业基本素质模块（模块）	培训内容（课程）	培训细目	学习单元	课程内容	培训建议	课堂学时
8.相关法律、法规知识	相关法律、法规知识	（4）《中华人民共和国消费者权益保护法》相关知识	（4）《中华人民共和国消费者权益保护法》相关知识	1)《中华人民共和国消费者权益保护法》概述 2) 消费者的权利 3) 经营者的义务 4) 经营者的法律责任	（1）方法：讲授法、案例教学法 （2）重点与难点：经营者的法律责任	2

附录2 五级/初级职业技能培训要求与课程规范对照表

2.1.2 五级/初级职业技能培训要求				2.2.2 五级/初级职业技能培训课程规范			
职业功能模块（模块）	培训内容（课程）	技能目标	培训细目	学习单元	课程内容	培训建议	课堂学时
1.接单	1-1 分析配镜加工单（或处方）	1-1-1 能分析配镜加工单（或处方）	配镜加工单（或处方）的分析	（1）球面透镜验光处方的阅读	1) 验光处方内容 ①顾客资料 ②光学数据 ③其他记录 2) 验光处方的名词术语和缩写 3) 验光处方格式 ①表格式处方 ②便笺式处方	（1）方法：讲授法、案例教学法、讨论法 （2）重点：光学数据的内容 （3）难点：正确书写光学数据	2
				（2）球面透镜配镜加工单（或处方）的书写	1) 配镜加工单（或处方）的内容 ①客户资料 ②光学数据 ③定镜品种 ④加工要求 ⑤工作过程记录 2) 配镜加工单（或处方）各联的作用 ①收款存根 ②取镜证明 ③发料证明 ④配镜证明 ⑤对号单 ⑥生产单	（1）方法：讲授法、演示法、讨论法 （2）重点：配镜加工单（或处方）的格式	2

2.1.2　五级／初级职业技能培训要求				2.2.2　五级／初级职业技能培训课程规范			
职业功能模块（模块）	培训内容（课程）	技能目标	培训细目	学习单元	课程内容	培训建议	课堂学时
1. 接单	1-1　分析配镜加工单（或处方）	1-1-1　能分析配镜加工单（或处方）	配镜加工单（或处方）的分析	（2）球面透镜配镜加工单（或处方）的书写	3）配镜加工单（或处方）的条码 4）配镜加工单（或处方）的格式	（3）难点：正确书写配镜加工单（或处方）	
		1-1-2　能确认眼镜架、镜片的适配性	（1）眼镜架适配性的确认 （2）镜片适配性的确认	（3）眼镜架适配性的确认	1）眼镜架的分类 ①按材料分类 ②按眼镜架造型分类 ③按眼镜架用途分类 ④按眼镜架规格分类 2）眼镜架的选择 ①眼镜架材料性能要求 ②眼镜架规格的选择 ③装配不同镜片的眼镜架的选择 ④眼镜架款式的选择	（1）方法：讨论法、演示法、讲授法 （2）重点：眼镜架的分类和选择 （3）难点：正确进行眼镜架适配性的确认	4
				（4）镜片适配性的确认	1）镜片的分类 ①按材料分类 ②按镜片用途分类 2）镜片的选择 ①矫正视力镜片的性能要求 ②矫正视力镜片的材料选择 ③透镜表面设计的选择 ④透镜直径大小的选择	（1）方法：讨论法、演示法、讲授法 （2）重点：眼镜片的分类和选择 （3）难点：正确进行球面透镜适配性的确认	4
	1-2　核对商品	1-2-1　能进行镜片装配前核对	（1）镜片折射率的核对	（1）镜片装配前核对	1）镜片核对的意义	（1）方法：讨论法、演示法、讲授法	1

107

2.1.2 五级／初级职业技能培训要求				2.2.2 五级／初级职业技能培训课程规范			
职业功能模块（模块）	培训内容（课程）	技能目标	培训细目	学习单元	课程内容	培训建议	课堂学时
1. 接单	1-2 核对商品	1-2-1 能进行镜片装配前核对	（2）镜片品牌的核对 （3）镜片顶焦度的核对	（1）镜片装配前核对	2）装配前核对项目 ①核对折射率 ②核对品牌 ③核对顶焦度	（2）重点：眼镜片的核对项目 （3）难点：正确进行镜片装配前核对	
		1-2-2 能进行眼镜架装配前核对	（1）眼镜架型号、色号的核对 （2）眼镜架价格的核对 （3）眼镜架品牌的核对	（2）眼镜架装配前核对	1）眼镜架核对的意义 2）装配前核对项目 ①核对型号、色号 ②核对价格 ③核对品牌	（1）方法：讨论法、演示法、讲授法 （2）重点：眼镜架的核对项目 （3）难点：正确进行眼镜架装配前核对	1
		1-2-3 能检查镜片表面质量	（1）镜片崩边、划痕的检查 （2）镜片表面霍光（光跳）的检查	（3）镜片表面质量检查	1）镜片表面质量检查项目 2）镜片表面质量检查步骤	（1）方法：讲授法、演示法 （2）重点：眼镜片表面质量检查项目 （3）难点：正确检查镜片表面质量	1
		1-2-4 能测量镜片顶焦度及标记光学中心	（1）镜片顶焦度的测量 （2）镜片光学中心的标记	（4）镜片顶焦度的测量和光学中心的标记	1）焦度计的结构 2）焦度计的使用方法 3）焦度计测量镜片顶焦度和标记光学中心的步骤	（1）方法：演示法、讲授法、案例教学法 （2）重点：焦度计的使用方法 （3）难点：利用焦度计测量镜片顶焦度	2
		1-2-5 能检查眼镜架外观质量和部件装配质量	（1）眼镜架外观质量的检查 （2）眼镜架部件装配质量的检查	（5）眼镜架外观质量、部件装配质量的检查	1）眼镜架外观质量和部件装配质量的检查项目 2）眼镜架外观质量和部件装配质量的检查步骤	（1）方法：演示法、讲授法、案例教学法 （2）重点：眼镜架外观质量和部件装配质量的检查步骤 （3）难点：正确检查眼镜架外观质量和部件装配质量	1

2.1.2　五级／初级职业技能培训要求				2.2.2　五级／初级职业技能培训课程规范			
职业功能模块（模块）	培训内容（课程）	技能目标	培训细目	学习单元	课程内容	培训建议	课堂学时
2．模板制作	2-1　用衬片手工制作模板	2-1-1　能绘制衬片的几何中心、垂直和水平基准线	（1）衬片几何中心的作用及绘制（2）衬片垂直基准线的作用及绘制（3）衬片水平基准线的作用及绘制	（1）衬片几何中心、垂直和水平基准线的作用	1）衬片的作用 2）衬片几何中心的作用 3）衬片垂直和水平基准线的作用	（1）方法：讲授法、演示法（2）重点与难点：衬片几何中心、垂直和水平基准线的作用	1
				（2）衬片几何中心、垂直和水平基准线的绘制	1）衬片垂直基准线的绘制步骤 2）衬片水平基准线的绘制步骤 3）衬片几何中心的绘制步骤	（1）方法：讲授法、演示法（2）重点与难点：衬片几何中心、水平和垂直基准线的绘制	2
		2-1-2　能标注衬片鼻侧及上方标志	（1）衬片鼻侧标志的标注（2）衬片上方标志的标注	（3）衬片鼻侧及上方标志的标注	1）衬片鼻侧及上方标志标注的意义 2）衬片鼻侧及上方标志标注的步骤	（1）方法：讲授法、演示法（2）重点：衬片鼻侧及上方标志的标注方法（3）难点：正确标注鼻侧及上方标志	1
		2-1-3　能利用衬片手工制作模板	用衬片手工制作模板	（4）用衬片手工制作模板的方法	1）制作工具的认知 2）用衬片手工制作模板的步骤 3）操作安全注意事项	（1）方法：讲授法、演示法（2）重点与难点：用衬片手工制作模板的步骤	2
	2-2　无衬片手工制作模板	2-2-1　能在模板坯上绘制几何中心、垂直和水平基准线	（1）模板坯几何中心的绘制（2）模板坯垂直基准线的绘制（3）模板坯水平基准线的绘制	（1）模板坯几何中心、垂直及水平基准线的绘制	1）模板坯的认知 2）几何中心、垂直及水平基准线的绘制 ①模板几何中心的绘制步骤 ②模板垂直基准线的绘制步骤 ③模板水平基准线的绘制步骤	（1）方法：讲授法、演示法（2）重点与难点：在模板坯上画出几何中心、垂直和水平基准线的方法	1

附录

续表

2.1.2　五级／初级职业技能培训要求				2.2.2　五级／初级职业技能培训课程规范			
职业功能模块（模块）	培训内容（课程）	技能目标	培训细目	学习单元	课程内容	培训建议	课堂学时
2.模板制作	2-2　无衬片手工制作模板	2-2-2　能按照镜框内缘在模板坯上画形	按照镜框内缘在模板坯上画形	（2）按照镜框内缘在模板坯上画形	1）按照镜框内缘在模板坯上画形的意义 2）按照镜框内缘在模板坯上画形的方法 3）按照镜框内缘在模板坯上画形的步骤	（1）方法：讲授法、演示法 （2）重点与难点：在镜框内缘画形的方法	2
		2-2-3　能标注模板坯鼻侧及上方标志	（1）模板坯鼻侧标志的标注 （2）模板坯上方标志的标注	（3）模板坯鼻侧及上方标志的标注	1）模板坯鼻侧及上方标志标注的意义 2）模板坯鼻侧及上方标志标注的步骤	（1）方法：讲授法、演示法 （2）重点与难点：在模板坯上标注鼻侧及上方标志的步骤	1
		2-2-4　能修剪已画形的模板坯	已画形模板坯的修剪	（4）已画形模板坯的修剪	1）模板坯的切剪手法 2）模板坯的切剪部位 3）模板坯的修正手法 4）模板坯的安装	（1）方法：讲授法、演示法 （2）重点：已画形模板坯的修剪方法 （3）难点：正确剪切和修正已画形模板坯	1
3.确定加工中心	3-1　测量眼镜架几何中心水平间距	3-1-1　能测量眼镜架几何中心水平间距	眼镜架几何中心水平间距的测量	（1）眼镜架几何中心水平间距的测量	1）眼镜架几何中心的重要性 2）眼镜架几何中心的作用 3）眼镜架几何中心水平间距的测量工具 4）眼镜架几何中心水平间距的测量方法	（1）方法：讨论法、演示法、讲授法 （2）重点与难点：眼镜架几何中心水平间距的测量方法	2
		3-1-2　能计算眼镜架标称几何中心水平间距	眼镜架标称几何中心水平间距的计算	（2）眼镜架标称几何中心水平间距的计算	1）眼镜架的标称尺寸 2）眼镜架标称几何中心水平间距的计算方法	（1）方法：讨论法、演示法、讲授法 （2）重点与难点：眼镜架标称几何中心水平间距的计算方法	1

110

2.1.2　五级／初级职业技能培训要求				2.2.2　五级／初级职业技能培训课程规范			
职业功能模块（模块）	培训内容（课程）	技能目标	培训细目	学习单元	课程内容	培训建议	课堂学时
3. 确定加工中心	3-2　确定加工移心量	3-2-1　能计算镜片水平移心量	（1）镜片水平移心量的计算 （2）镜片水平移心方向的判定	（1）镜片水平移心量的计算	1）镜片水平移心量的含义 2）镜片水平移心量的计算公式 3）镜片水平移心方向的判定	（1）方法：讲授法、演示法 （2）重点：镜片水平移心量的计算 （3）难点：镜片水平移心方向的判定	1
		3-2-2　能计算镜片垂直移心量	（1）远用镜片垂直移心量的计算 （2）近用镜片垂直移心量的计算	（2）镜片垂直移心量的计算	1）镜片垂直移心量的含义 2）镜片垂直移心量的计算公式 3）镜片垂直移心方向的判定 ①远用镜片 ②近用镜片	（1）方法：讲授法 （2）重点：远用、近用镜片垂直移心量的计算 （3）难点：远用、近用镜片垂直移心方向的判定	1
	3-3　安装吸盘	3-3-1　能使用中心仪设定水平、垂直移心位置	（1）水平移心位置的设定 （2）垂直移心位置的设定	（1）中心仪上水平、垂直移心位置的设定	1）中心仪的结构和工作原理 2）中心仪上水平、垂直移心量的设定方法	（1）方法：讲授法、演示法 （2）重点与难点：在中心仪上设定水平、垂直移心位置	2
		3-3-2　能使用中心仪对镜片的中心进行定位	用中心仪定位镜片中心	（2）眼镜片中心在中心仪上的定位	1）镜片中心正确定位的影响因素 2）毛边镜片的尺寸 3）毛边镜片最小有效直径	（1）方法：讲授法、演示法 （2）重点：毛边镜片最小有效直径 （3）难点：镜片中心的正确定位	2
		3-3-3　能确定吸盘方向并上吸盘	（1）吸盘种类的确定 （2）吸盘方向的确定 （3）上吸盘	（3）确定吸盘方向并上吸盘	1）吸盘的种类及选择 ①橡胶吸盘 ②塑料吸盘 2）吸盘方向的确定 3）上吸盘的方法	（1）方法：讲授法、演示法 （2）重点与难点：确定吸盘方向和上吸盘的方法	2

续表

2.1.2　五级／初级职业技能培训要求				2.2.2　五级／初级职业技能培训课程规范			
职业功能模块（模块）	培训内容（课程）	技能目标	培训细目	学习单元	课程内容	培训建议	课堂学时
4. 磨边	4-1　半自动磨边机加工参数设定	4-1-1　能选择磨削砂轮的类型	磨削砂轮类型的选定	（1）磨削砂轮类型的选定	1）半自动磨边机的结构和工作原理 2）半自动磨边机的操作面板 3）半自动磨边机磨削砂轮的类型	（1）方法：讲授法、演示法 （2）重点：半自动磨边机操作面板的按键标识 （3）难点：半自动磨边机磨削砂轮类型的选定	2
		4-1-2　能选择半自动磨边机的冷却方式	眼镜片加工的冷却方法的选择	（2）镜片加工的冷却方法及选择	1）半自动磨边机冷却的意义 2）半自动磨边机的冷却方式 3）半自动磨边机冷却方式选择的操作步骤	（1）方法：讲授法、演示法 （2）重点与难点：半自动磨边机冷却方式的选择	1
		4-1-3　能根据镜片厚度和类型进行尖边设置	（1）镜片厚度和类型的确认 （2）半自动磨边机尖边的设置	（3）镜片尖边设置	1）半自动磨边机的尖边类型 ①平边 ②自由尖边 ③设计尖边 2）尖边类型的设置方法	（1）方法：讲授法、演示法 （2）重点：半自动磨边机尖边类型的设置 （3）难点：根据镜片厚度和类型设置尖边	1
		4-1-4　能根据镜片及眼镜架材质、模板大小、砂轮磨损调整磨边尺寸	镜片磨边尺寸的调整	（4）镜片磨边尺寸的调整	1）半自动磨边机磨边尺寸的影响因素 ①眼镜架材料 ②砂轮磨损 ③其他因素 2）半自动磨边机磨边尺寸的调整装置 ①尺寸调节盘 ②尺寸刻度盘 3）半自动磨边机磨边尺寸的调整步骤	（1）方法：讲授法、演示法 （2）重点与难点：半自动磨边机磨边尺寸的调整步骤	1

2.1.2　五级／初级职业技能培训要求				2.2.2　五级／初级职业技能培训课程规范			
职业功能模块（模块）	培训内容（课程）	技能目标	培训细目	学习单元	课程内容	培训建议	课堂学时
4. 磨边	4-2 磨边操作	4-2-1 能按照眼别（左右眼）方向装夹模板	按眼别方向装夹加工模板	（1）加工模板的装夹	1）半自动磨边机的模板装夹装置 2）装夹模板对磨边的影响 3）按照眼别装夹模板的步骤	（1）方法：讲授法、案例教学法、演示法 （2）重点与难点：按照各眼别方向装夹模板	2
		4-2-2 能按照吸盘指示点装夹眼镜片	按照吸盘指示点装夹镜片	（2）镜片的装夹	1）镜片装夹装置的组成 2）镜片装夹的步骤	（1）方法：讲授法、案例教学法、演示法 （2）重点与难点：按照吸盘指示点装夹镜片	1
		4-2-3 能调整镜片在粗磨区的位置	镜片在粗磨区位置的调整	（3）镜片位置的调整	1）镜片在粗磨砂轮位置的调整方法 2）粗磨砂轮位置调整的意义 3）镜片在粗磨区位置的调整步骤	（1）方法：讲授法、案例教学法、演示法 （2）重点与难点：正确调整镜片在粗磨区的位置	2
		4-2-4 能在手磨砂轮机上对镜片进行倒边、倒棱	（1）镜片倒边 （2）镜片倒棱	（4）镜片倒边、倒棱	1）镜片安全角的作用 2）镜片磨安全角的方法 3）在手磨砂轮机上对镜片进行倒边、倒棱的步骤	（1）方法：讲授法、案例教学法、演示法 （2）重点：眼镜片磨安全角的方法 （3）难点：在手磨砂轮机上对眼镜片进行倒边、倒棱	2
5. 装配	5-1 安装	5-1-1 能进行塑料眼镜架的安装	塑料眼镜架的安装	（1）塑料眼镜架的安装	1）塑料眼镜架的相配技术 2）塑料眼镜架的安装技术	（1）方法：讲授法、案例教学法、演示法 （2）重点与难点：塑料眼镜架的安装技术	2
		5-1-2 能进行金属眼镜架的安装	金属眼镜架的安装	（2）金属眼镜架的安装	1）金属眼镜架的相配技术 2）金属眼镜架的安装技术	（1）方法：讲授法、案例教学法、演示法 （2）重点与难点：金属眼镜架的安装技术	2

续表

2.1.2 五级/初级职业技能培训要求				2.2.2 五级/初级职业技能培训课程规范			
职业功能模块（模块）	培训内容（课程）	技能目标	培训细目	学习单元	课程内容	培训建议	课堂学时
5. 装配	5-1 安装	5-1-3 能进行安装眼镜时的应力检查及修正	（1）安装眼镜的应力检查（2）安装眼镜的修正	（3）安装眼镜的应力检查及修正	1）应力仪的原理及使用方法 2）安装眼镜应力检查及修正的步骤	（1）方法：讲授法、案例教学法、演示法 （2）重点：安装眼镜应力检查的步骤 （3）难点：安装眼镜应力的判断及修正	1
	5-2 整形	5-2-1 能调整金属眼镜架的镜面角、外张角	（1）金属眼镜架镜面角的调整（2）金属眼镜架外张角的调整	（1）金属眼镜架的调整	1）眼镜架镜面角和外张角的定义 2）整形工具的种类及使用方法 3）金属眼镜架的调整方法 ①镜面角的调整方法 ②外张角的调整方法	（1）方法：讲授法、案例教学法、演示法 （2）重点：眼镜架镜面角与外张角的定义 （3）难点：调整金属眼镜架的镜面角与外张角	2
		5-2-2 能调整塑料眼镜架垂俯角、垂内角	（1）眼镜架垂俯角的调整（2）眼镜架垂内角的调整	（2）塑料眼镜架的调整	1）眼镜架垂俯角、垂内角的定义 2）烘热器的种类及使用方法 3）塑料眼镜架的调整方法 ①垂俯角的调整方法 ②垂内角的调整方法	（1）方法：讲授法、案例教学法、演示法 （2）重点：眼镜架垂俯角、垂内角的定义 （3）难点：调整塑料眼镜架的垂俯角、垂内角	2
		5-2-3 能进行眼镜清洁和装袋	（1）镜片和眼镜架的清洁（2）眼镜装袋	（3）眼镜的清洁与装袋	1）镜片和眼镜架的清洁要求及方法 2）眼镜装袋要求及方法	（1）方法：讲授法、案例教学法、演示法 （2）重点：镜片和眼镜架的清洁要求及方法 （3）难点：眼镜清洁和装袋操作	1

2.1.2 五级/初级职业技能培训要求				2.2.2 五级/初级职业技能培训课程规范			
职业功能模块（模块）	培训内容（课程）	技能目标	培训细目	学习单元	课程内容	培训建议	课堂学时
6. 质量检验	6-1 光学参数检验	6-1-1 能使用焦度计测量配装眼镜的顶焦度并标记光学中心	（1）配装眼镜顶焦度的测量（2）配装眼镜光学中心的标记	（1）配装眼镜顶焦度的测量及光学中心的标记	1）焦度计检查配装眼镜顶焦度的方法	（1）方法：讲授法、案例教学法、演示法（2）重点与难点：焦度计检查配装眼镜的操作	1
					2）焦度计标注配装眼镜光学中心的方法		
		6-1-2 能使用直尺或游标卡尺检验配装眼镜光学中心水平距离和垂直高度	（1）配装眼镜光学中心水平距离的检验（2）配装眼镜光学中心垂直高度的检验	（2）配装眼镜光学中心水平距离和垂直高度的检验	1）配装眼镜光学中心水平距离的检验	（1）方法：讲授法、案例教学法、演示法（2）重点与难点：用直尺或游标卡尺检验配装眼镜光学中心水平距离和垂直高度的操作步骤	1
					2）配装眼镜垂直高度的检验		
		6-1-3 能使用厚度计测试镜片的基准点厚度	镜片基准点厚度的测定	（3）镜片基准点厚度的测定	1）厚度计的使用方法	（1）方法：讲授法、案例教学法、演示法（2）重点与难点：镜片基准点厚度的测量方法	2
					2）厚度计测量眼镜片中心厚度的方法		
					3）厚度计测量镜片中心厚度的结果判断		
	6-2 外观检验	6-2-1 能检验配装眼镜的装配质量	配装眼镜装配质量检验	（1）配装眼镜装配质量的检验	1）配装眼镜装配质量的检验要求	（1）方法：讲授法、案例教学法、演示法（2）重点与难点：检验配装眼镜的装配质量	1
					2）配装眼镜装配质量的检验		
		6-2-2 能检查眼镜架和镜片的外观质量	（1）配装眼镜眼镜架外观质量检查（2）配装眼镜镜片外观质量检查	（2）配装眼镜外观质量的检验	1）配装眼镜眼镜架外观质量的检查标准	（1）方法：讲授法、案例教学法、演示法（2）重点：配装眼镜外观质量的检查标准（3）难点：检验配装眼镜的装配质量	1
					2）配装眼镜镜片外观质量的检查标准		

2.1.2 五级／初级职业技能培训要求				2.2.2 五级／初级职业技能培训课程规范			
职业功能模块（模块）	培训内容（课程）	技能目标	培训细目	学习单元	课程内容	培训建议	课堂学时
7. 校配	7-1 校配选项	7-1-1 能校配眼镜水平位置	校配眼镜水平位置	（1）眼镜水平位置的校配	1）校配概述 ①校配的概念 ②舒适眼镜的要求 2）校配选项确定的影响因素 3）校配的基本选项 4）水平位置校配的步骤	（1）方法：讲授法、案例教学法、演示法 （2）重点：眼镜架校配的影响因素 （3）难点：正确进行眼镜水平位置的校配	2
		7-1-2 能校配眼镜颞距、镜腿弯点长度	（1）眼镜颞距校配 （2）眼镜镜腿弯点长度校配	（2）眼镜颞距、镜腿弯点长度的校配	1）戴镜后眼镜颞距的观察 2）戴镜后镜腿弯点长度的观察	（1）方法：讲授法、案例教学法、演示法 （2）重点与难点：眼镜颞距、镜腿弯点长度的校配	2
	7-2 校配操作	7-2-1 能校配塑料眼镜架水平位置、颞距、镜腿弯点长度	（1）塑料眼镜架水平位置校配 （2）塑料眼镜架颞距校配 （3）塑料眼镜架镜腿弯点长度校配	（1）塑料眼镜架的校配	1）塑料眼镜架水平位置的校配 ①塑料眼镜架水平位置过高的校配 ②塑料眼镜架水平位置过低的校配 2）塑料眼镜架颞距的校配 ①塑料眼镜架颞距过窄的校配 ②塑料眼镜架颞距过宽的校配 ③塑料眼镜架弧面的校配 3）塑料眼镜架镜腿弯点长度和尾端内曲弧度的校配 ①塑料眼镜架镜腿弯点长度的校配 ②塑料眼镜架镜腿尾端内曲弧度的校配	（1）方法：讲授法、案例教学法、演示法 （2）重点与难点：塑料眼镜架水平位置、颞距、镜腿弯点长度和尾端内曲弧度的校配	2

2.1.2　五级／初级职业技能培训要求				2.2.2　五级／初级职业技能培训课程规范			
职业功能模块（模块）	培训内容（课程）	技能目标	培训细目	学习单元	课程内容	培训建议	课堂学时
7．校配	7-2　校配操作	7-2-2　能校配金属眼镜架水平位置、颞距、镜腿弯点长度	（1）金属眼镜架水平位置校配（2）金属眼镜架颞距校配（3）金属眼镜架镜腿弯点长度校配	（2）金属眼镜架的校配	1）金属眼镜架水平位置的校配　①金属眼镜架水平位置过高的校配　②金属眼镜架水平位置过低的校配　2）金属眼镜架颞距的校配　①金属眼镜架颞距过窄的校配　②金属眼镜架颞距过宽的校配　③金属眼镜架弧面的校配　3）金属眼镜架镜腿弯点长度和尾端内曲弧度的校配　①金属眼镜架镜腿弯点长度的校配　②金属眼镜架镜腿尾端内曲弧度的校配	（1）方法：讲授法、案例教学法、演示法（2）重点与难点：金属眼镜架水平位置、颞距、镜腿弯点长度和尾端内曲弧度的校配	2
8．设备维护	8-1　设备日常保养	8-1-1　能对手工磨边机、半自动磨边机进行使用前的检查	（1）手工磨边机使用前检查（2）半自动磨边机使用前检查	（1）手工磨边机、半自动磨边机使用前检查	1）手工磨边机使用前的检查项目　①电源　②冷却水、海绵、排水　③手工磨边机运行状况　2）半自动磨边机使用前的检查项目　①电源　②进、排水系统　③半自动磨边机运行状况	（1）方法：讲授法、演示法（2）重点与难点：手工磨边机、半自动磨边机使用前的检查	2

2.1.2　五级／初级职业技能培训要求				2.2.2　五级／初级职业技能培训课程规范			
职业功能模块（模块）	培训内容（课程）	技能目标	培训细目	学习单元	课程内容	培训建议	课堂学时
8. 设备维护	8-1 设备日常保养	8-1-2 能按照手工磨边机、半自动磨边机的操作说明书进行日常保养	（1）手工磨边机的日常保养（2）半自动磨边机的日常保养	（2）手工磨边机、半自动磨边机的日常保养	1）手工磨边机的日常保养要求　①确保手工磨边机置于正确的操作环境　②确保手工磨边机内外部清洁　③确保手工磨边机处于正确的工作状态　2）半自动磨边机的日常保养要求　①确保半自动磨边机置于正确的操作环境　②确保半自动磨边机内外部清洁　③确保半自动磨边机处于正确的工作状态	（1）方法：讲授法、演示法（2）重点与难点：手工磨边机、半自动磨边机的日常保养方法	2
	8-2 简易故障排除	8-2-1 能及时发现手工磨边机、半自动磨边机常见运行故障	（1）手工磨边机常见运行故障的发现（2）半自动磨边机常见运行故障的发现	（1）手工磨边机、半自动磨边机常见运行故障的发现	1）手工磨边机常见运行故障表现　①砂轮不转　②砂轮表面没有冷却水　③砂轮表面粗糙　2）半自动磨边机常见运行故障表现　①开机无自检　②冷却水管不出水或出水量很小　③磨边尺寸出现较大偏差　④尖边比例不佳	（1）方法：讲授法、演示法（2）重点与难点：手工磨边机、半自动磨边机运行故障的表现（3）难点：手工磨边机、半自动磨边机常见运行故障的发现	2

2.1.2　五级／初级职业技能培训要求				2.2.2　五级／初级职业技能培训课程规范			
职业功能模块（模块）	培训内容（课程）	技能目标	培训细目	学习单元	课程内容	培训建议	课堂学时
8. 设备维护	8-2　简易故障排除	8-2-2　能排除手工磨边机、半自动磨边机运行中的常见故障	（1）手工磨边机常见运行故障的排除（2）半自动磨边机常见运行故障的排除	（2）手工磨边机、半自动磨边机常见运行故障的排除	1）手工磨边机常见运行故障的排除步骤　①检查电源熔丝　②检查冷却水槽　③检查砂轮表面　2）半自动磨边机常见运行故障的排除步骤　①检查电源熔丝　②检查水泵或电磁阀　③检查模板制作尺寸　④检查砂轮表面	（1）方法：讲授法、演示法（2）重点：手工磨边机、半自动磨边机的常见运行故障（3）难点：手工磨边机、半自动磨边机常见运行故障的排除	2

附录3　四级／中级职业技能培训要求与课程规范对照表

2.1.3　四级／中级职业技能培训要求				2.2.3　四级／中级职业技能培训课程规范			
职业功能模块（模块）	培训内容（课程）	技能目标	培训细目	学习单元	课程内容	培训建议	课堂学时
1. 接单	1-1　分析配镜加工单（或处方）	1-1-1　能分析散光眼配镜加工单（或处方）	散光眼配镜加工单（或处方）的分析	（1）散光眼配镜加工单（或处方）的阅读	1）散光眼配镜加工单（或处方）的内容　①规则散光眼配镜加工单（或处方）的表达　②散光眼配镜加工单（或处方）的主要内容　2）散光眼配镜加工单（或处方）的名词和缩写	（1）方法：讲授法、案例教学法、讨论法（2）重点：散光眼配镜加工单（或处方）的内容	2

2.1.3 四级／中级职业技能培训要求				2.2.3 四级／中级职业技能培训课程规范			
职业功能模块（模块）	培训内容（课程）	技能目标	培训细目	学习单元	课程内容	培训建议	课堂学时
1. 接单	1-1 分析配镜加工单（或处方）	1-1-1 能分析散光眼配镜加工单（或处方）	散光眼配镜加工单（或处方）的分析	（1）散光眼配镜加工单（或处方）的阅读	3）散光眼配镜加工单（或处方）格式 ①表格式 ②便笺式	（3）难点：正确书写散光眼配镜加工单（或处方）	
		1-1-2 能鉴别环曲面镜片类型	环曲面镜片的鉴别	（2）环曲面镜片类型的鉴别	1）环曲面镜片的组合和分类 ①环曲面概念 ②环曲面透镜的组合 ③环曲面镜片的屈光分类 2）内环曲面镜片的特点 3）环曲面镜片屈光类型的鉴别方法 4）环曲面透镜的片形转换	（1）方法：讲授法、案例教学法、讨论法、演示法 （2）重点：环曲面镜片的类型 （3）难点：环曲面镜片屈光类型的鉴别	2
		1-1-3 能鉴别光致变色镜片变色的品质	（1）玻璃光致变色镜片的鉴别	（3）镀膜镜片的特点	1）镀膜镜片膜层的类型 ①按膜层的结构分类 ②按膜层的性能分类 ③按膜层反射干涉光颜色分类 2）镀膜镜片的特点 ①减反射膜 ②耐磨损膜 ③抗污膜 ④复合膜	（1）方法：讲授法、案例教学法、讨论法、演示法 （2）重点：镀膜镜片的特点 （3）难点：正确介绍镀膜镜片的特点	2
				（4）光致变色镜片的特点	1）玻璃光致变色镜片 ①玻璃光致变色镜片的变色原理 ②玻璃光致变色镜片的色泽	（1）方法：讲授法、案例教学法、讨论法、演示法	2

2.1.3　四级/中级职业技能培训要求				2.2.3　四级/中级职业技能培训课程规范			
职业功能模块（模块）	培训内容（课程）	技能目标	培训细目	学习单元	课程内容	培训建议	课堂学时
1. 接单	1-1 分析配镜加工单（或处方）	1-1-3 能鉴别光致变色镜片变色的品质	（2）树脂光致变色镜片的鉴别	（4）光致变色镜片的特点	2）树脂光致变色镜片 ①树脂光致变色镜片的变色原理 ②树脂光致变色镜片感光剂的引入方法 ③树脂光致变色镜片感光剂的色泽和折射率 3）光致变色镜片的变色性能 ①变色速度 ②褪色速度 ③光致变色疲劳性 ④光致变色量 ⑤耐磨性	（2）重点：光致变色镜片的变色原理 （3）难点：光致变色镜片的变色性能	
	1-2 核对出库商品	1-2-1 能利用视像移法测量环曲面镜片的光学中心、轴向和顶焦度	（1）视像移法测量环曲面镜片光学中心 （2）视像移法测量环曲面镜片轴向和顶焦度	（1）视像移法测量环曲面镜片	1）环曲面镜片的光学中心及轴向 ①单纯近视或远视环曲面镜片 ②复性近视或远视环曲面镜片 ③混合环曲面镜片 2）视像移法测量环曲面眼镜片的光学中心和轴向 3）中和法测量环曲面眼镜片的顶焦度	（1）方法：讲授法、案例教学法、讨论法、演示法 （2）重点：视像移法测量环曲面镜片的光学中心和轴向 （3）难点：利用中和法测量环曲面镜片的顶焦度	2

续表

2.1.3 四级／中级职业技能培训要求				2.2.3 四级／中级职业技能培训课程规范			
职业功能模块（模块）	培训内容（课程）	技能目标	培训细目	学习单元	课程内容	培训建议	课堂学时
1. 接单	1-2 核对出库商品	1-2-2 能利用手动焦度计测量环曲面镜片的顶焦度、标定轴向印点	（1）手动焦度计测量环曲面镜片顶焦度（2）手动焦度计标定环曲面镜片轴向印点	（2）手动焦度计测量环曲面镜片	1）环曲面镜片顶焦度测量 2）环曲面镜片轴向印点 ①环曲面镜片轴向印点标定 ②按轴向要求对环曲面镜片做加工印点标定	（1）方法：讲授法、案例教学法、讨论法、演示法（2）重点：手动焦度计测量环曲面镜片的顶焦度（3）难点：利用手动焦度计标定环曲面镜片的轴向	2
		1-2-3 能利用自动焦度计测量环曲面镜片的顶焦度、标定轴向印点	（1）自动焦度计测量环曲面眼镜片顶焦度（2）自动焦度计标定环曲面眼镜片轴向印点	（3）自动焦度计测量环曲面镜片	1）自动焦度计的结构 2）自动焦度计的功能菜单 ①自动焦度计功能菜单界面 ②自动焦度计功能菜单的中英文对照及注释 3）自动焦度计测量环曲面镜片的操作	（1）方法：讲授法、案例教学法、讨论法、演示法（2）重点：自动焦度计的功能菜单（3）难点：利用自动焦度计测量环曲面镜片	2
		1-2-4 能利用目测法对镀膜（染色）镜片进行配对检验	镀膜（染色）镜片配对检验	（4）镀膜（染色）镜片的配对检验	1）镀膜（染色）镜片配对检验的意义 2）目测法配对检验的环境要求 3）目测法对镀膜（染色）镜片配对检验的操作步骤	（1）方法：讲授法、案例教学法、讨论法、演示法（2）重点：目测法配对检验的环境要求（3）难点：目测法对镀膜（染色）镜片配对检验的操作步骤	1
2. 模板制作	2-1 模板机制作模板	2-1-1 能选用和安放模板坯	（1）模板坯的选用	（1）模板坯的选用和安放	1）模板坯的知识 2）模板机的基本结构 ①模板机上部结构 ②模板机中部结构 ③模板机底部结构	（1）方法：讲授法、案例教学法、讨论法、演示法（2）重点：模板机的基本结构	2

2.1.3　四级／中级职业技能培训要求				2.2.3　四级／中级职业技能培训课程规范			
职业功能模块（模块）	培训内容（课程）	技能目标	培训细目	学习单元	课程内容	培训建议	课堂学时
2. 模板制作	2-1　模板机制作模板	2-1-1　能选用和安放模板坯	（2）模板坯的安放	（1）模板坯的选用和安放	3）眼镜架工作座与模板工作座的关系	（3）难点：在模板机上安放模板坯的操作	
		2-1-2　能在模板机上定位和固定眼镜架	（1）眼镜架的定位（2）眼镜架的固定	（2）眼镜架的定位和固定	4）模板坯安放的步骤		
					1）模板机对眼镜架的定位要求	（1）方法：讲授法、案例教学法、讨论法、演示法	2
					2）眼镜架的固定方法	（2）重点与难点：在模板机上对眼镜架正确定位和固定	
					3）眼镜架在模板机上定位和固定的操作		
		2-1-3　能操作模板机切割模板	模板机切割模板	（3）模板机切割模板	模板机切割模板的方法及步骤	（1）方法：讲授法、案例教学法、讨论法、演示法（2）重点：模板机切割模板的步骤（3）难点：正确切割模板	1
	2-2　修整模板	2-2-1　能进行模板手工倒棱、修整	（1）模板手工倒棱（2）模板手工修整	（1）模板手工倒棱和修整	1）模板手工倒棱和修整的作用	（1）方法：讲授法、案例教学法、讨论法、演示法	1
					2）模板手工倒棱和修整的方法	（2）重点：模板机手工倒棱和修整的方法	
					3）模板手工倒棱与修整的注意事项	（3）难点：正确进行模板手工的倒棱与修整	
		2-2-2　能检验并修整模板的水平加工基准线	（1）模板水平加工基准线的检验（2）模板水平加工基准线的修整	（2）模板水平加工基准线的检验和修整	1）模板水平加工基准线检验的意义	（1）方法：讲授法、案例教学法、讨论法、演示法	1
					2）模板水平加工基准线的检验方法	（2）重点：模板水平加工基准线的检验方法	
					3）模板水平加工基准线的检验及修整操作	（3）难点：模板水平加工基准线的检验及修整	

续表

2.1.3 四级／中级职业技能培训要求				2.2.3 四级／中级职业技能培训课程规范			
职业功能模块（模块）	培训内容（课程）	技能目标	培训细目	学习单元	课程内容	培训建议	课堂学时
3．确定加工中心	3-1 测量眼镜架几何中心水平间距与垂直高度	3-1-1 能测量半框眼镜架的几何中心水平间距	半框眼镜架几何中心水平间距的测量	(1) 半框眼镜架几何中心水平间距的测量	1）方框法测量半框眼镜架的几何中心水平间距	（1）方法：讲授法、案例教学法、讨论法、演示法 （2）重点：半框眼镜架几何中心水平间距的测量方法 （3）难点：正确进行半框眼镜架几何中心水平间距的测量	1
					2）基准线法测量半框眼镜架的几何中心水平间距		
		3-1-2 能测量半框眼镜架的垂直高度	半框眼镜架垂直高度的测量	(2) 半框眼镜架垂直高度的测量	1）半框眼镜架垂直高度的测量方法	（1）方法：讲授法、案例教学法、讨论法、演示法 （2）重点：半框眼镜架垂直高度的测量方法 （3）难点：正确进行半框眼镜架垂直高度的测量	1
					2）半框眼镜架垂直高度测量的操作步骤		
	3-2 安装吸盘	3-2-1 能使用中心仪设定环曲面镜片的水平、垂直移心位置	(1) 环曲面镜片水平移心位置的设定 (2) 环曲面镜片垂直移心位置的设定	(1) 环曲面镜片移心位置的确定	1）环曲面镜片移心位置的确定方法	（1）方法：讲授法、案例教学法、讨论法、演示法 （2）重点：环曲面镜片移心位置的确定方法 （3）难点：正确进行中心仪上环曲面镜片水平、垂直移心位置的设定	1
					2）中心仪上环曲面镜片水平、垂直移心位置设定的操作步骤		
		3-2-2 能使环曲面镜片基准线与模板水平加工基准线相平行	环曲面镜片基准线与模板水平加工基准线相平行的操作	(2) 中心仪上环曲面镜片的平行操作	1）环曲面镜片基准线与模板水平加工基准线平行的意义	（1）方法：讲授法、案例教学法、讨论法、演示法 （2）重点：环曲面眼镜片基准线与模板水平加工基准线平行的要求 （3）难点：正确进行环曲面镜片基准线与模板水平加工基准线平行的操作	1
					2）环曲面镜片基准线与模板水平加工基准线平行的要求		
					3）环曲面镜片基准线与模板水平加工基准线平行的操作步骤		

2.1.3 四级／中级职业技能培训要求				2.2.3 四级／中级职业技能培训课程规范			
职业功能模块（模块）	培训内容（课程）	技能目标	培训细目	学习单元	课程内容	培训建议	课堂学时
4. 磨边	4-1 设定半自动磨边机加工参数	4-1-1 能根据眼镜架类型及眼镜片顶焦度大小设置尖边	镜片尖边的设置	(1) 眼镜片种类的选择和位置的设置	1) 半自动磨边机倒边种类与眼镜架类型的配合 ①全框眼镜架 ②半框眼镜架 ③无框眼镜架	(1) 方法：讲授法、案例教学法、演示法 (2) 重点：高顶焦度镜片尖边的设置 (3) 难点：正确进行镜片的尖边设置	2
					2) 高顶焦度镜片尖边的设置		
					3) 镜片尖边位置的设置		
		4-1-2 能根据镜片曲率、眼镜圈面的弯度调整尖边曲率	镜片尖边曲率调整	(2) 镜片尖边曲率的调整	1) 半自动磨边机尖边曲率调整装置	(1) 方法：讲授法、案例教学法、演示法 (2) 重点：半自动磨边机尖边曲率的设置 (3) 难点：正确操作半自动磨边机调整镜片的尖边曲率	1
					2) 半自动磨边机尖边曲率的选择		
					3) 镜片尖边曲率的调整步骤		
	4-2 开槽操作	4-2-1 能按开槽刀具倾斜方向装夹镜片	待开槽镜片的装夹	(1) 待开槽镜片的装夹	1) 开槽机的结构及工作原理	(1) 方法：讲授法、案例教学法、演示法 (2) 重点：开槽机装夹镜片的方法 (3) 难点：能正确按开槽刀具倾斜方向装夹镜片	1
					2) 开槽机装夹镜片的方法		
					3) 按开槽刀具倾斜方向装夹镜片的操作步骤		
		4-2-2 能根据镜片的类型设定开槽机槽弧类型	槽弧类型的设定	(2) 槽弧类型的设定	1) 开槽机开出的槽弧类型 ①中心槽 ②前弧槽 ③后弧槽	(1) 方法：讲授法、案例教学法、演示法 (2) 重点：开槽机槽弧设定方法 (3) 难点：正确设定开槽机的槽弧类型	2
					2) 开槽机槽弧设定方法		
					3) 设定开槽机槽弧类型的步骤		

续表

2.1.3 四级/中级职业技能培训要求				2.2.3 四级/中级职业技能培训课程规范			
职业功能模块（模块）	培训内容（课程）	技能目标	培训细目	学习单元	课程内容	培训建议	课堂学时
4. 磨边	4-2 开槽操作	4-2-3 能根据镜片的边缘厚薄设定槽弧位置和槽深	（1）槽弧位置的设定 （2）槽深的设定	（3）槽弧位置和槽深的设定	1）开槽机槽弧位置的调整 2）开槽机槽深的设定方法 3）设定槽弧位置和槽深的步骤	（1）方法：讲授法、案例教学法、演示法 （2）重点：开槽机槽深的设定方法 （3）难点：正确设定槽弧位置和槽深	1
5. 装配	5-1 安装	5-1-1 能安装半框眼镜架和镜片	半框眼镜架和镜片的安装	（1）半框眼镜的安装	1）半框眼镜的安装方法 2）半框眼镜的安装步骤	（1）方法：讲授法、案例教学法、演示法 （2）重点：半框眼镜的安装方法 （3）难点：正确安装半框眼镜	1
		5-1-2 能更换半框眼镜架的尼龙丝线	半框眼镜架尼龙丝线的更换	（2）半框眼镜架尼龙丝线的更换	1）半框眼镜架尼龙丝线的更换方法 2）半框眼镜架尼龙丝线的更换步骤	（1）方法：讲授法、案例教学法、演示法 （2）重点：半框眼镜架尼龙丝线的更换方法 （3）难点：更换半框眼镜架尼龙丝线	1
	5-2 整形	5-2-1 能调整金属半框眼镜架的镜面角、外张角	（1）半框眼镜架镜面角的调整 （2）半框眼镜架外张角的调整	（1）半框眼镜架的调整	1）半框眼镜架镜面角、外张角的定义及调整方法 2）半框眼镜架镜面角、外张角的定义及调整步骤 ①镜面角的调整 ②外张角的调整	（1）方法：讲授法、案例教学法、演示法 （2）重点：半框眼镜架调整方法 （3）难点：正确进行半框眼镜架的调整	1
		5-2-2 能调整塑料眼镜架的倾斜角、镜面角、外张角和垂内角	（1）塑料眼镜架倾斜角的调整 （2）塑料眼镜架镜面角的调整 （3）塑料眼镜架外张角的调整 （4）塑料眼镜架垂内角的调整	（2）塑料眼镜架的调整	1）塑料眼镜架镜面角、外张角、垂内角的定义及调整方法 2）塑料眼镜架的调整步骤 ①倾斜角的调整 ②镜面角的调整 ③外张角的调整 ④垂内角的调整	（1）方法：讲授法、案例教学法、演示法 （2）重点：塑料眼镜架镜面角、外张角、垂内角的定义及调整方法 （3）难点：正确进行塑料眼镜架镜面角、外张角、垂内角的定义及调整	1

2.1.3 四级／中级职业技能培训要求				2.2.3 四级／中级职业技能培训课程规范			
职业功能模块（模块）	培训内容（课程）	技能目标	培训细目	学习单元	课程内容	培训建议	课堂学时
6. 质量检验	6-1 光学参数检验	6-1-1 能使用焦度计测量环曲面眼镜顶焦度和轴向	（1）环曲面眼镜顶焦度的测量（2）环曲面眼镜轴向的测量	（1）环曲面眼镜顶焦度和轴向的测量	1）环曲面眼镜顶焦度和轴向测量的定义	（1）方法：讲授法、案例教学法、演示法（2）重点：环曲面眼镜顶焦度和轴向测量的定义（3）难点：焦度计检测环曲面眼镜顶焦度和轴向的操作	1
					2）焦度计检测环曲面眼镜顶焦度和轴向的步骤		
		6-1-2 能检验配装眼镜光学中心水平互差及垂直互差	（1）配装眼镜光学中心水平互差的检验（2）配装眼镜光学中心垂直互差的检验	（2）配装眼镜光学中心水平互差和垂直互差的检验	1）眼镜光学中心水平互差和垂直互差的定义	（1）方法：讲授法、案例教学法、演示法（2）重点：眼镜光学中心水平互差和垂直互差的要求（3）难点：眼镜光学中心水平互差和垂直互差的检验	2
					2）眼镜光学中心水平互差和垂直互差的要求		
					3）眼镜光学中心水平互差和垂直互差的检验步骤		
					4）眼镜光学中心偏离所致的三棱镜效应的计算方法		
					5）斜交柱镜的等效球镜度计算方法		
	6-2 外观检验	6-2-1 能检验半框眼镜架尼龙丝线的松紧度	半框眼镜架尼龙丝线松紧度的检验	（1）半框眼镜架尼龙丝线松紧度的检验	1）半框眼镜架尼龙丝线松紧度检验的方法	（1）方法：讲授法、案例教学法、演示法（2）重点与难点：半框眼镜架尼龙丝线松紧度的检验	1
					2）半框眼镜架尼龙丝线松紧度检验的步骤		
		6-2-2 能检查半框眼镜外观质量	（1）半框眼镜架外观质量检查（2）半框镜片外观质量检查	（2）半框眼镜外观质量检查	1）半框眼镜架外观质量的检查标准	（1）方法：讲授法、案例教学法、演示法（2）重点：半框眼镜外观质量的检查标准（3）难点：半框眼镜装配质量的检查	1
					2）半框镜片外观质量的检查标准		

2.1.3 四级 / 中级职业技能培训要求				2.2.3 四级 / 中级职业技能培训课程规范			
职业功能模块（模块）	培训内容（课程）	技能目标	培训细目	学习单元	课程内容	培训建议	课堂学时
7. 校配	7-1 校配选项	7-1-1 能确定改善戴镜舒适度的校配项目	改善舒适度的校配选项的确定	校配选项	1）校配与解剖学 2）戴眼镜不适的观察内容 ①镜框的位置 ②接触点和重力分布 ③光学效果 3）戴眼镜不适的观察 ①排除眼镜整形不足的因素 ②从戴镜者正面观察 ③从戴镜者侧面观察 ④从戴镜者后面观察	（1）方法：讲授法、案例教学法、演示法 （2）重点：校配与解剖的关系 （3）难点：戴眼镜不适的校配选项的确定	2
		7-1-2 能确定改善戴眼镜清晰度的校配项目	改善清晰度的校配选项的确定				
	7-2 校配操作	7-2-1 能多方位校配金属眼镜	金属眼镜架的多方位校配	（1）金属眼镜架的多方位校配	1）金属眼镜架多方位校配的工具 ①鼻托调整钳 ②颞距调整钳 ③架面弧度调整钳 ④倾斜度调整钳 2）金属眼镜架校配的特点与要求 3）金属眼镜架多方位校配的步骤	（1）方法：讲授法、案例教学法、演示法 （2）重点与难点：金属眼镜架多方位校配	1
		7-2-2 能多方位校配塑料眼镜	塑料眼镜架的多方位校配	（2）塑料眼镜架的多方位校配	1）塑料眼镜架多方位校配的知识 2）塑料眼镜架校配的特点与要求 3）塑料眼镜架多方位校配的步骤	（1）方法：讲授法、案例教学法、演示法 （2）重点与难点：塑料眼镜架多方位校配	1

2.1.3　四级／中级职业技能培训要求				2.2.3　四级／中级职业技能培训课程规范			
职业功能模块（模块）	培训内容（课程）	技能目标	培训细目	学习单元	课程内容	培训建议	课堂学时
8．设备维护	8-1　设备日常保养	8-1-1　能对模板机、开槽机做使用前的检查	（1）模板机使用前检查 （2）开槽机使用前检查	（1）模板机、开槽机使用前检查	1）模板机使用前检查项目 ①对电源进行检查 ②对模板机运行状况进行检查 2）开槽机使用前检查项目 ①对电源进行检查 ②对开槽机运行状况进行检查	（1）方法：讲授法、演示法 （2）重点与难点：模板机、开槽机使用前的检查	2
		8-1-2　能按照模板机、开槽机的操作说明书做日常保养	（1）模板机的日常保养 （2）开槽机的日常保养	（2）模板机、开槽机的日常保养	1）模板机的日常保养要求 ①确保模板机置于正确的操作环境 ②确保模板机内外部清洁 ③确保模板机处于正确的工作状态 2）开槽机的日常保养要求 ①确保开槽机置于正确的操作环境 ②确保开槽机内外部清洁 ③确保开槽机处于正确的工作状态	（1）方法：讲授法、演示法 （2）重点与难点：模板机、开槽机的日常保养方法	2
	8-2　简易故障排除	8-2-1　能及时发现模板机、开槽机的运行故障	（1）模板机常见运行故障的发现	（1）模板机、开槽机常见运行故障的发现	1）模板机常见运行故障的表现 ①切割出的模板出现尺寸偏差 ②切割出的模板出现轴向偏差 ③切割模板时扫描针从镜框内脱落 ④无法切割出模板	（1）方法：讲授法、演示法 （2）重点：模板机、开槽机常见运行故障的表现	2

2.1.3 四级/中级职业技能培训要求				2.2.3 四级/中级职业技能培训课程规范			
职业功能模块（模块）	培训内容（课程）	技能目标	培训细目	学习单元	课程内容	培训建议	课堂学时
8．设备维护	8-2 简易故障排除	8-2-1 能及时发现模板机、开槽机的运行故障	（2）开槽机常见运行故障的发现	（1）模板机常见运行故障的发现	2）开槽机常见运行故障的表现①开槽深度不足②开槽砂轮切削力不足③槽的弧度不佳	（3）难点：及时发现模板机、开槽机运行故障	
		8-2-2 能排除模板机、开槽机运行中的常见故障	（1）模板机常见运行故障的排除（2）开槽机常见运行故障的排除	（2）模板机、开槽机常见运行故障的排除	1）模板机常见运行故障的排除步骤	（1）方法：讲授法、演示法（2）重点：模板机、开槽机常见运行故障（3）难点：模板机、开槽机常见运行故障的排除	2
					2）开槽机常见运行故障的排除步骤		

附录 4　三级/高级职业技能培训要求与课程规范对照表

2.1.4 三级/高级职业技能培训要求				2.2.4 三级/高级职业技能培训课程规范			
职业功能模块（模块）	培训内容（课程）	技能目标	培训细目	学习单元	课程内容	培训建议	课堂学时
1．接单	1-1 分析配镜加工单（或处方）	1-1-1 能分析双光、渐变焦眼镜配镜加工单（或处方）	（1）双光眼镜配镜加工单（或处方）的分析	（1）双光、渐变焦眼镜配镜加工单（或处方）的分析	1）双光、渐变焦眼镜配镜加工单（或处方）内容和格式 2）双光、渐变焦眼镜配镜加工单（或处方）的开具①客户资料②本人姓名或工号③验光处方④所选眼镜片信息⑤所选眼镜架信息	（1）方法：讲授法、案例教学法（2）重点：配镜加工单（或处方）内容	2

2.1.4 三级／高级职业技能培训要求				2.2.4 三级／高级职业技能培训课程规范			
职业功能模块（模块）	培训内容（课程）	技能目标	培训细目	学习单元	课程内容	培训建议	课堂学时
1. 接单	1-1 分析配镜加工单（或处方）	1-1-1 能分析双光、渐变焦眼镜配镜加工单（或处方）	（2）渐变焦眼镜配镜加工单（或处方）的分析	（1）双光、渐变焦眼镜配镜加工单（或处方）的分析	3）阅读区的差异三棱镜效应的计算	（3）难点：开具配镜加工单（或处方）	
					4）车房定制镜片加工知识		
		1-1-2 能测定渐变焦眼镜的单侧瞳距和瞳高	（1）渐变焦眼镜单侧瞳距的测量（2）渐变焦眼镜瞳高的测量	（2）渐变焦眼镜单侧瞳距和瞳高的测量	1）渐变焦眼镜单侧瞳距、瞳高的定义	（1）方法：讲授法、实训（练习）法（2）重点：渐变焦眼镜单侧瞳距、瞳高的测量步骤（3）难点：准确测量渐变焦眼镜单侧瞳距、瞳高	4
					2）渐变焦眼镜单侧瞳距的测量①瞳距仪测量法②瞳距尺测量法③衬片测量法		
					3）渐变焦眼镜瞳高的测量①眼镜衬片标记左右眼瞳孔中心②用镜圈测量图测量瞳高③用镜片测量图测量瞳高		
		1-1-3 能正确使用渐变焦眼镜测量卡的各项功能	渐变焦眼镜测量卡的使用	（3）渐变焦眼镜测量卡的核对使用	1）渐变焦眼镜的制造工艺	（1）方法：讲授法、案例教学法、实训（练习）法（2）重点与难点：正确使用渐变焦眼镜测量卡核对配装眼镜架	4
					2）渐变焦眼镜设计分类		
					3）渐变焦眼镜测量卡核对配装眼镜架①在配装眼镜架衬片上标记瞳孔中心②使用渐变焦眼镜测量卡核对配装眼镜架		

2.1.4　三级 / 高级职业技能培训要求				2.2.4　三级 / 高级职业技能培训课程规范			
职业功能模块（模块）	培训内容（课程）	技能目标	培训细目	学习单元	课程内容	培训建议	课堂学时
1. 接单	1-2 核对出库商品	1-2-1 能核对渐变焦镜片的标记	渐变焦镜片标记的核对	（1）渐变焦镜片标记的核对	1）渐变焦镜片的标记　①显性标记　②隐性标记	（1）方法：讲授法、实训（练习）法　（2）重点与难点：渐变焦镜片标记的意义与核对	2
					2）渐变焦镜片标记的检查　①隐性标记的检查　②显性标记的检查		
		1-2-2 能检查渐变焦镜片的顶焦度	渐变焦镜片顶焦度的测量	（2）渐变焦镜片顶焦度的测量	1）《眼镜镜片 第 2 部分：渐变焦镜片》（GB 10810.2）相关要求	（1）方法：讲授法、实训（练习）法、案例教学法　（2）重点：准确测量渐变焦镜片顶焦度　（3）难点：对照配镜加工单判断是否合格	2
					2）渐变焦镜片顶焦度的检查　①渐变焦镜片顶焦度的测量　②对照配镜加工单判断是否合格		
2. 模板制作与确定加工中心	2-1 模板扫描仪数据输入	2-1-1 能选择镜框及眼别扫描类型	（1）镜框或镜片样板扫描类型的选择　（2）眼别扫描类型的选择	（1）扫描类型的选择	1）模板扫描仪的工作原理	（1）方法：讲授法、实训（练习）法　（2）重点与难点：正确选择镜框眼侧的扫描类型	2
					2）模板扫描仪的控制面板与功能		
					3）镜框眼侧与眼镜架材料扫描类型的设定		
		2-1-2 能设置模板扫描仪的内、外扫描	（1）模板扫描仪内扫描的设置　（2）模板扫描仪外扫描的设置	（2）内、外扫描的设置	1）模板扫描仪扫描方式　①内扫描运行　②外扫描运行	（1）方法：讲授法、实训（练习）法　（2）重点与难点：正确设置模板扫描仪的扫描方式	2
					2）全框眼镜架内扫描设置		
					3）镜片样板外扫描设置		

2.1.4　三级／高级职业技能培训要求				2.2.4　三级／高级职业技能培训课程规范			
职业功能模块（模块）	培训内容（课程）	技能目标	培训细目	学习单元	课程内容	培训建议	课堂学时
2. 模板制作与确定加工中心	2-1 模板扫描仪数据输入	2-1-3 能设置模板扫描仪进行镜片片形修改	(1) 镜片片形样式修改的设置 (2) 镜片片形尺寸修改的设置	(3) 镜片片形修改的设置	1) 片形样式及尺寸修改的适用范围 2) 片形样式的修改 ①改形模板的制作、修正 ②对改形模板进行外扫描 3) 修改模板扫描仪尺寸进行片形修改	(1) 方法：讲授法、实训（练习）法 (2) 重点：片形样式和尺寸修改的适用范围 (3) 难点：改形模板的对比修正	2
	2-2 全自动磨边机定中心操作	2-2-1 能在全自动磨边机上输入相关配镜参数	配镜参数的输入	(1) 配镜参数的输入	1) 配镜参数的内容 2) 全自动磨边机输入配镜参数的操作	(1) 方法：讲授法、实训（练习）法 (2) 重点与难点：正确输入配镜参数	2
		2-2-2 能在全自动磨边机上确定镜片加工中心并安装吸盘	(1) 镜片表面贴保护膜 (2) 镜片加工中心确定 (3) 吸盘安装	(2) 镜片加工中心确定与吸盘安装	1) 定中心装置的操作方法 2) 镜片表面贴保护膜 3) 确定镜片加工中心并安装吸盘 ①检查扫描形状和配镜参数 ②放置镜片安装吸盘	(1) 方法：讲授法、实训（练习）法 (2) 重点与难点：吸盘安装的准确性与稳固性	2
3. 磨边	3-1 设定全自动磨边机加工参数	3-1-1 能根据镜片类型选择自动磨边机的压力	磨边压力的选择	(1) 磨边压力的选择	1) 全自动磨边机的工作原理 2) 磨边压力级别的选择 3) 待磨镜片磨边压力的设定	(1) 方法：讲授法、实训（练习）法 (2) 重点与难点：不同级别磨边压力设定的意义	2
		3-1-2 能设定镜片材质类型和冷却方式	(1) 镜片材质类型的设定 (2) 镜片冷却方式的设定	(2) 材质类型和冷却方式的设定	1) 全自动磨边机的冷却方式 2) 镜片材料类型的设定 ①玻璃材料 ②树脂材料 ③聚碳酸酯材料	(1) 方法：讲授法、实训（练习）法 (2) 重点与难点：眼镜片材料类型的设定	2

附录

续表

2.1.4　三级／高级职业技能培训要求				2.2.4　三级／高级职业技能培训课程规范			
职业功能模块（模块）	培训内容（课程）	技能目标	培训细目	学习单元	课程内容	培训建议	课堂学时
3. 磨边	3-1 设定全自动磨边机加工参数	3-1-3 能设置待磨镜片尖边类型	（1）自动尖边的设置 （2）自定义尖边的设置	（3）尖边类型的设置	1）全自动磨边机的尖边类型 2）自动尖边的设置 3）自定义尖边的意义 4）自定义尖边的设置 ①镜框槽弧尖边 ②镜片厚度比例尖边 ③镜面弧度尖边 ④自由设计尖边	（1）方法：讲授法、实训（练习）法、案例教学法 （2）重点与难点：尖边类型的设置	2
	3-2 钻孔操作	3-2-1 能确定无框架眼镜钻孔位置	（1）原样板镜片钻孔位置的确定 （2）修改样板镜片钻孔位置的确定	（1）无框架眼镜钻孔位置的确定	1）无框架眼镜的类型 2）按原样板确定钻孔位置 3）修改样板后确定钻孔位置	（1）方法：讲授法、实训（练习）法 （2）重点：确定钻孔位置 （3）难点：修改样板后确定钻孔位置	2
		3-2-2 能进行镜片的预钻和成型钻	（1）孔边距确定 （2）镜片预钻 （3）镜片成型钻	（2）预钻和成型钻	1）钻孔机的结构和原理 2）钻孔机的使用方法 3）孔边距的确定方法 4）眼镜预钻和成型钻 ①镜片鼻侧预钻 ②镜片鼻侧成型钻 ③镜片鼻侧钻孔倒棱 ④镜片鼻侧初步连接核对 ⑤镜片颞侧预钻、成型钻及倒棱	（1）方法：讲授法、实训（练习）法 （2）重点：钻孔位置准确 （3）难点：钻孔角度准确	4

2.1.4 三级／高级职业技能培训要求				2.2.4 三级／高级职业技能培训课程规范			
职业功能模块（模块）	培训内容（课程）	技能目标	培训细目	学习单元	课程内容	培训建议	课堂学时
4. 装配	4-1 安装	4-1-1 能对镜片钻孔处安装塑料套管、垫片	（1）塑料套管的安装（2）垫片的安装	（1）套管、垫片的安装	1）塑料套管与垫片安装的作用 2）塑料套管的安装 3）垫片的安装	（1）方法：讲授法、实训（练习）法（2）重点与难点：正确安装套管、垫片	2
		4-1-2 能装配无框架眼镜	无框架眼镜的装配	（2）无框架眼镜的装配	1）左右镜片鼻侧与鼻梁连接装配 2）左右镜片颞侧与镜腿连接装配 3）完善整体装配	（1）方法：讲授法、实训（练习）法（2）重点与难点：正确装配无框架眼镜	2
		4-1-3 能处理无框架眼镜连接松动	无框架眼镜连接松动问题的处理	（3）连接松动的处理	1）连接松动位置的检查 2）连接松动原因的分析 3）无框架眼镜连接松动问题的处理 ①连接螺丝过松的处理 ②钻孔位置偏离的处理 ③钻孔直径过大的处理	（1）方法：讲授法、实训（练习）法（2）重点与难点：有效处理连接松动问题	2
	4-2 整形	4-2-1 能调整金属无框架眼镜连接部位形状	金属无框架眼镜连接部位形状的调整	（1）连接部位的调整	1）左右镜片是否对称一致的检查 2）左右镜片不对称一致的原因分析 3）鼻梁连接部位及鼻托的调整 4）镜腿连接部位的调整	（1）方法：讲授法、实训（练习）法（2）重点与难点：金属无框架眼镜连接部位的调整	2

2.1.4　三级／高级职业技能培训要求				2.2.4　三级／高级职业技能培训课程规范			
职业功能模块（模块）	培训内容（课程）	技能目标	培训细目	学习单元	课程内容	培训建议	课堂学时
4. 装配	4-2　整形	4-2-2　能调整金属无框眼镜架的镜面角、身腿倾斜角、外张角	（1）金属无框眼镜架镜面角的调整 （2）金属无框眼镜架身腿倾斜角的调整 （3）金属无框眼镜架外张角的调整	（2）镜面角、身腿倾斜角、外张角的调整	1）眼镜架整形标准 2）金属无框眼镜架镜面角的调整 3）金属无框眼镜架身腿倾斜角的调整 ①辅助钳固定桩头 ②主钳调整镜腿上下倾斜角度 4）金属无框眼镜架外张角的调整 ①辅助钳固定桩头 ②主钳调整镜腿内外开角	（1）方法：讲授法、实训（练习）法 （2）重点：眼镜架整形标准 （3）难点：金属无框眼镜架镜面角、身腿倾斜角、外张角的调整	2
5. 质量检验	5-1　光学参数检验	5-1-1　能使用焦度计测量渐变焦眼镜的光学参数	（1）渐变焦眼镜远用区顶焦度的测量 （2）渐变焦眼镜棱镜度的测量 （3）渐变焦眼镜附加顶焦度的测量	（1）使用焦度计对渐变焦眼镜光学参数的测量	1）渐变焦眼镜远用区顶焦度的测量方法 2）渐变焦眼镜棱镜度的测量方法 3）渐变焦眼镜附加顶焦度的测量方法 ①附加顶焦度的前表面测量方法 ②附加顶焦度的后表面测量方法	（1）方法：讲授法、实训（练习）法 （2）重点：准确测量渐变焦眼镜的光学参数 （3）难点：准确判断光学参数是否符合相关标准要求	3
		5-1-2　能使用渐变焦眼镜测量卡检验光学中心的位置	（1）单侧光心距的测量 （2）单侧瞳高的测量	（2）使用渐变焦眼镜测量卡对光学中心位置的检验	1）渐变焦眼镜的测量方法及步骤 2）渐变焦眼镜测量卡检测单侧光心距与配适点高度的意义	（1）方法：讲授法、实训（练习）法 （2）重点与难点：准确找到光学中心的位置	2

续表

2.1.4 三级／高级职业技能培训要求				2.2.4 三级／高级职业技能培训课程规范			
职业功能模块（模块）	培训内容（课程）	技能目标	培训细目	学习单元	课程内容	培训建议	课堂学时
5. 质量检验	5-1 光学参数检验	5-1-3 能恢复渐变焦眼镜的显性标记	（1）渐变焦眼镜配适点水平位置的恢复（2）渐变焦眼镜棱镜基准点的恢复	（3）渐变焦眼镜显性标记的恢复	1）渐变焦眼镜重现显性标记的意义和条件 2）渐变焦眼镜显性标记的恢复	（1）方法：讲授法、实训（练习）法（2）重点与难点：正确恢复渐变焦眼镜的显性标记	3
	5-2 外观检查	5-2-1 能检查无框架眼镜的外观质量	（1）无框架眼镜鼻梁固定孔位水平线的检查（2）无框架眼镜左右镜片桩头孔位水平线的检查	（1）无框架眼镜外观质量的检查	1）检查无框架眼镜鼻梁固定孔位的水平线 2）检查无框架眼镜左右镜片桩头孔位的水平线	（1）方法：讲授法、实训（练习）法（2）重点与难点：准确判断无框架眼镜外观质量是否符合要求	3
		5-2-2 能检查渐变焦眼镜的外观质量	（1）眼镜架外观质量检查（2）镜片外观质量检查	（2）渐变焦眼镜外观质量的检查	1）配装眼镜架外观质量的目测检查标准 2）配装镜片外观质量的目测检查标准	（1）方法：讲授法、实训（练习）法（2）重点与难点：准确判断渐变焦眼镜外观质量是否符合要求	3
6. 校配	6-1 校配选项	6-1-1 能判断特殊脸型戴镜者的特征	特殊脸型戴镜者特征的判断	（1）特殊脸型戴镜者特征的判断	1）脸型特征观察判断 2）鼻梁特征观察判断 3）耳位特征观察判断 4）耳轮廓特征观察判断	（1）方法：讲授法、实训（练习）法（2）重点与难点：准确判断特殊脸型戴镜者的特征	1
		6-1-2 能分析特殊脸型戴镜问题，并确定校配选项	特殊脸型戴镜问题的分析与校配选项的确定	（2）特殊脸型戴镜问题的分析与校配选项的确定	1）观察戴镜者的脸型并分析问题 2）观察戴镜者的鼻梁并分析问题 3）观察戴镜者的耳位并分析问题 4）观察戴镜者的耳轮廓并分析问题	（1）方法：讲授法、实训（练习）法（2）重点与难点：准确分析特殊脸型戴镜问题	1

续表

2.1.4 三级／高级职业技能培训要求				2.2.4 三级／高级职业技能培训课程规范			
职业功能模块（模块）	培训内容（课程）	技能目标	培训细目	学习单元	课程内容	培训建议	课堂学时
6. 校配	6-1 校配选项	6-1-3 能判断渐变焦眼镜戴镜不适的校配选项	渐变焦眼镜校配选项的确定	（3）渐变焦眼镜戴镜不适的表现与诱因	1）看远不清楚 2）看近不清楚 3）看中距离不清楚 4）看远时头位仰俯 5）看近时头位仰俯 6）近用视野不足 7）看远时头晕	（1）方法：讲授法、实训（练习）法 （2）重点与难点：准确分析戴渐变焦眼镜不适的诱因	1
	6-2 校配操作	6-2-1 能对特殊脸型戴镜者进行眼镜校配	特殊脸型戴镜者的眼镜校配	（1）特殊脸型戴镜者的眼镜校配	1）特殊脸型戴镜校配的意义 2）特殊脸型戴镜者眼镜校配的方法 ①脸型左右不对称者 ②颅围较大者 ③高耸鼻梁者 ④低平鼻梁者 ⑤鼻梁中线偏斜者 ⑥低耳位者 ⑦高耳位者 ⑧高低耳位者 ⑨耳郭饱满者 ⑩耳轮廓平斜者	（1）方法：讲授法、实训（练习）法 （2）重点与难点：对特殊脸型戴镜者正确进行校配	2
		6-2-2 能选用合适工具校配无框架眼镜	无框架眼镜的校配工具的选用	（2）无框架眼镜校配工具的选用	1）特殊材质眼镜架的校配方法 2）无框架眼镜校配工具的选用	（1）方法：讲授法、实训（练习）法 （2）重点与难点：正确选用合适工具校配无框架眼镜	2

2.1.4 三级／高级职业技能培训要求				2.2.4 三级／高级职业技能培训课程规范			
职业功能模块（模块）	培训内容（课程）	技能目标	培训细目	学习单元	课程内容	培训建议	课堂学时
6. 校配	6-2 校配操作	6-2-3 能选用合适工具校配渐变焦眼镜	渐变焦眼镜的校配工具的选用	（3）渐变焦眼镜的校配	渐变焦眼镜的常见问题及校配方法 ①看远视野狭窄，看近视野良好 ②看远视野良好，看近视野狭窄 ③看远、中、近视野都不好 ④看远、中视野良好，看近费力 ⑤远视力下降，看远时需低头，中、近视力反而更好 ⑥中、近视力下降，看中、近距离时头往后仰或向上抬眼镜 ⑦阅读时头位侧移或两眼视近视野不对称	（1）方法：讲授法、实训（练习）法 （2）重点与难点：正确选用合适工具校配渐变焦眼镜	2
7. 设备维护	7-1 设备日常保养	7-1-1 能对全自动磨边机及模板扫描仪、钻孔机进行使用前的检查	（1）全自动磨边机使用前的检查 （2）模板扫描仪使用前的检查 （3）钻孔机使用前的检查	（1）加工设备使用前的检查	1）全自动磨边机使用前的检查要求 2）模板扫描仪使用前的检查要求 3）钻孔机使用前的检查要求	（1）方法：讲授法、实训（练习）法 （2）重点与难点：正确对全自动磨边机、模板扫描仪、钻孔机进行使用前的检查	2
		7-1-2 能按照全自动磨边机及模板扫描仪、钻孔机操作说明书进行日常保养	（1）全自动磨边机的日常保养 （2）模板扫描仪的日常保养 （3）钻孔机的日常保养	（2）加工设备的日常保养	1）全自动磨边机的日常保养要求 2）模板扫描仪的日常保养要求 3）钻孔机的日常保养要求	（1）方法：讲授法、实训（练习）法 （2）重点与难点：正确按照全自动磨边机及模板扫描仪、钻孔机操作说明书进行日常保养	2

2.1.4 三级／高级职业技能培训要求				2.2.4 三级／高级职业技能培训课程规范			
职业功能模块（模块）	培训内容（课程）	技能目标	培训细目	学习单元	课程内容	培训建议	课堂学时
7. 设备维护	7-2 简易故障排除	7-2-1 能发现全自动磨边机及模板扫描仪、钻孔机运行故障	（1）全自动磨边机运行故障的发现 （2）扫描仪运行故障的发现 （3）钻孔机运行故障的发现	（1）加工设备运行故障的发现	1）全自动磨边机的安全操作规范 2）扫描仪的安全操作规范 3）钻孔机的安全操作规范	（1）方法：讲授法、实训（练习）法 （2）重点与难点：及时发现全自动磨边机及模板扫描仪、钻孔机的运行故障	2
		7-2-2 能排除全自动磨边机及模板扫描仪、钻孔机运行的常见故障	（1）全自动磨边机运行常见故障的排除 （2）模板扫描仪运行常见故障的排除 （3）钻孔机运行常见故障的排除	（2）加工设备常见故障的排除	1）全自动磨边机的常见故障 2）模板扫描仪的常见故障 3）钻孔机的常见故障	（1）方法：讲授法、实训（练习）法 （2）重点与难点：排除全自动磨边机及模板扫描仪、钻孔机运行的常见故障	2

附录5 二级／技师职业技能培训要求与课程规范对照表

2.1.5 二级／技师职业技能培训要求				2.2.5 二级／技师职业技能培训课程规范			
职业功能模块（模块）	培训内容（课程）	技能目标	培训细目	学习单元	课程内容	培训建议	课堂学时
1. 接单	1-1 分析配镜加工单（或处方）	1-1-1 能分析斜视矫正眼镜配镜加工单（或处方）	斜视矫正眼镜配镜加工单（或处方）的书写及解读	（1）斜视矫正眼镜配镜加工单（或处方）的书写及解读	1）斜视矫正眼镜配镜加工单（或处方）的内容及格式 2）斜视、隐斜视的基础知识和配镜原则	（1）方法：讲授法、实训（练习）法 （2）重点：三棱镜眼镜配镜加工单（或处方）的书写及解读 （3）难点：斜视、隐斜视的配镜原则	4
		1-1-2 能分析低视力矫正眼镜配镜加工单（或处方）	低视力矫正眼镜配镜加工单（或处方）的书写及解读	（2）低视力矫正眼镜配镜加工单（或处方）的书写及解读	1）低视力矫正眼镜配镜加工单的内容及格式 2）低视力助视器的主要类型 ①远用低视力助视器 ②近用低视力助视器	（1）方法：讲授法、实训（练习）法 （2）重点：低视力矫正眼镜配镜加工单（或处方）的内容及格式	4

职业功能模块（模块）	培训内容（课程）	技能目标	培训细目	学习单元	课程内容	培训建议	课堂学时
				2.1.5 二级／技师职业技能培训要求		**2.2.5 二级／技师职业技能培训课程规范**	
1. 接单	1-1 分析配镜加工单（或处方）	1-1-2 能分析低视力矫正眼镜配镜加工单（或处方）的书写及解读	低视力矫正眼镜配镜加工单（或处方）的书写及解读	（2）低视力矫正眼镜配镜加工单（或处方）的书写及解读	3）低视力助视器的相关计算 ①远用低视力助视器的计算 ②近用低视力助视器的计算	（3）难点：低视力助视器的相关计算	
	1-2 核对出库商品	1-2-1 能使用焦度计测量三棱镜眼镜的棱镜度	（1）三棱镜镜片标记 （2）三棱镜眼镜棱镜度测量	（1）三棱镜眼镜棱镜度的测量	1）焦度计测定三棱镜眼镜棱镜度的方法 2）中和法测定三棱镜眼镜棱镜度和底向的方法	（1）方法：讲授法、实训（练习）法 （2）重点与难点：三棱镜眼镜棱镜度的测定	2
		1-2-2 能计算偏心眼镜镜片最小有效直径	（1）三棱镜眼镜镜片偏移量的计算 （2）偏心眼镜镜片最小有效直径的计算	（2）偏心眼镜镜片最小有效直径计算	1）偏心眼镜镜片最小有效直径的计算方法 2）三棱镜厚度差的计算方法	（1）方法：讲授法、实训（练习）法 （2）重点：镜片最小有效直径的计算 （3）难点：三棱镜厚度差的计算	2
2. 确定加工中心	2-1 确定镜片产生三棱镜效果的光心偏移量	2-1-1 能进行球柱面透镜附加三棱镜效果光心偏移量计算	（1）三棱镜效果光心偏移量计算 （2）球柱面透镜附加三棱镜效果光心偏移量计算	（1）球柱面透镜附加三棱镜效果计算	1）柱面透镜附加三棱镜效果光心偏移量的计算方法 2）球柱面透镜附加三棱镜效果光心偏移量的计算方法	（1）方法：讲授法、实训（练习）法 （2）重点与难点：三棱镜效果光心偏移量计算	2
		2-1-2 能确定含三棱镜球柱镜片的设计中心	三棱镜球柱镜片设计中心的确定	（2）三棱镜球柱镜片中心的定位	1）三棱镜的特殊加工方法 2）三棱镜球柱镜片设计中心的确定	（1）方法：讲授法、实训（练习）法 （2）重点：三棱镜的特殊加工方法 （3）难点：三棱镜球柱镜片设计中心的确定	4
	2-2 定中心操作	2-2-1 能使用中心仪对三棱镜确定加工中心	三棱镜加工中心的确定	（1）三棱镜加工中心的确定	1）中心仪确定加磨三棱镜加工中心的方法 2）中心仪确定偏心三棱镜加工中心的方法	（1）方法：讲授法、实训（练习）法 （2）重点与难点：确定三棱镜加工中心	2

2.1.5 二级/技师职业技能培训要求				2.2.5 二级/技师职业技能培训课程规范			
职业功能模块（模块）	培训内容（课程）	技能目标	培训细目	学习单元	课程内容	培训建议	课堂学时
2. 确定加工中心	2-2 定中心操作	2-2-2 能在三棱镜镜片上安装吸盘	三棱镜镜片吸盘的安装	（2）吸盘安装	1）定中心的结构特点 2）三棱镜镜片吸盘安装方法	（1）方法：讲授法、实训（练习）法 （2）重点与难点：在三棱镜眼镜片上安装吸盘	2
3. 磨边与装配	3-1 三棱镜磨边	3-1-1 能根据镜片顶底边厚及曲率确定尖边位置	（1）三棱镜镜片尖边位置的设置 （2）自定义设计尖边的设置	（1）尖边位置的确定	1）三棱镜镜片尖边位置的设置方法 2）自定义设计尖边的设置方法及应用	（1）方法：讲授法、实训（练习）法 （2）重点与难点：尖边位置的设置方法	3
		3-1-2 能在磨边机上进行三棱镜镜片的磨边	三棱镜镜片磨边	（2）磨边	三棱镜顶底位置磨边的控制方法	（1）方法：讲授法、实训（练习）法 （2）重点与难点：三棱镜顶底位置磨边的控制方法	2
	3-2 安装	3-2-1 能确定带三棱镜度镜片的底顶向	用正切尺测量三棱镜度	（1）带三棱镜度镜片底顶向的确定	1）用正切尺测量三棱镜度的方法 2）三棱镜合成与分解的计算方法	（1）方法：讲授法、实训（练习）法 （2）重点：用正切尺测量三棱镜度的方法 （3）难点：三棱镜的合成与分解	2
		3-2-2 能装配带三棱镜度的眼镜	（1）带三棱镜度眼镜的测量 （2）带三棱镜度眼镜的调整 （3）带三棱镜度眼镜底顶位置的调整	（2）带三棱镜度眼镜的装配及调整	1）带三棱镜度眼镜装配的特点 2）带三棱镜度眼镜的调整方法 3）带三棱镜度眼镜底顶位置的调整方法	（1）方法：讲授法、实训（练习）法 （2）重点与难点：带三棱镜度眼镜的装配及调整方法	3
4. 镜片的二次加工	4-1 加工数据计算	4-1-1 能使用二次加工计算软件进行数据输入	（1）处方数据的输入 （2）半成品镜片数据的输入	（1）二次加工软件加工数据的输入	1）二次加工半成品所需数据解读 2）镜片的常见像差及分析	（1）方法：讲授法、实训（练习）法 （2）重点与难点：镜片常见像差分析	2

2.1.5 二级／技师职业技能培训要求				2.2.5 二级／技师职业技能培训课程规范			
职业功能模块（模块）	培训内容（课程）	技能目标	培训细目	学习单元	课程内容	培训建议	课堂学时
4. 镜片的二次加工	4-1 加工数据计算	4-1-2 能用二次加工计算软件计算被加工镜片的加工数据	使用二次加工软件计算镜片的加工数据	（2）二次加工软件加工数据的计算	二次加工软件加工数据的计算方法	（1）方法：讲授法、实训（练习）法（2）重点与难点：二次加工软件加工数据的计算方法	1
	4-2 定位和上盘	4-2-1 能使用划线仪按加工数据要求正确划线	使用划线仪按加工数据要求划线	（1）二次加工镜片划线	1）划线仪的结构 2）划线仪的使用方法 3）划线仪使用注意事项	（1）方法：讲授法、实训（练习）法（2）重点与难点：镜片划线	3
		4-2-2 能使用保护胶纸贴对镜片已加工面进行保护	保护胶纸的使用	（2）二次加工镜片保护	1）保护胶纸的使用方法 2）保护胶纸使用注意事项	（1）方法：讲授法、实训（练习）法（2）重点与难点：眼镜片保护胶纸的使用	2
		4-2-3 能使用上盘装置按加工数据上盘	使用上盘装置按加工数据上盘	（3）二次加工镜片上盘	1）上盘装置的结构特点 2）镜片上盘的方法 3）上盘操作注意事项	（1）方法：讲授法、实训（练习）法（2）重点与难点：眼镜片上盘方法	3
	4-3 镜片内表面研磨	4-3-1 能使用粗磨机对上盘镜片进行粗磨加工	粗磨机对上盘镜片的粗磨加工	（1）二次加工镜片的粗磨	1）镜片冷加工设备的工作原理 2）镜片冷加工设备进行粗磨加工的方法	（1）方法：讲授法、实训（练习）法（2）重点：冷加工设备的工作原理（3）难点：准确进行镜片的粗磨	2
		4-3-2 能使用精磨加工机对粗磨后镜片进行精磨加工	精磨加工机对粗磨镜片的精磨加工	（2）二次加工镜片的精磨	1）精磨加工机的结构特点 2）镜片冷加工设备进行精磨加工的方法 3）精磨加工注意事项	（1）方法：讲授法、实训（练习）法（2）重点与难点：镜片精磨加工的操作方法	3

附录

续表

2.1.5　二级/技师职业技能培训要求				2.2.5　二级/技师职业技能培训课程规范			
职业功能模块（模块）	培训内容（课程）	技能目标	培训细目	学习单元	课程内容	培训建议	课堂学时
4. 镜片的二次加工	4-3 镜片内表面研磨	4-3-3 能使用精磨抛光机对精磨后镜片进行抛光加工	精磨抛光机对精磨镜片的抛光加工	（3）二次加工镜片的抛光	1）精磨抛光机的结构特点 2）镜片冷加工设备进行抛光加工的方法 3）抛光加工注意事项	（1）方法：讲授法、实训（练习）法 （2）重点与难点：镜片抛光加工的操作方法	3
	4-4 下盘与检测	4-4-1 能使用下盘环正确分离低温合金，去除保护胶纸，清洁镜片	（1）低温合金的分离 （2）保护胶纸的去除 （3）镜片的清洁	（1）二次加工镜片的下盘和清洁	1）下盘环的结构特点 2）使用下盘环分离低温合金的方法 3）镜片下盘和清洁的注意事项	（1）方法：讲授法、实训（练习）法 （2）重点与难点：镜片下盘方法	3
		4-4-2 能对已完成二次加工的镜片按处方及表面加工质量要求进行检测	二次加工镜片的检测	（2）二次加工镜片的检测	1）二次加工后镜片的检测项目 2）国家标准关于镜片光学参数的检测要求 3）国家标准关于眼镜片外观质量的要求	（1）方法：讲授法、实训（练习）法 （2）重点：镜片光学参数的检测要求 （3）难点：眼镜片外观质量的检测	3
5. 树脂眼镜片的染色	5-1 染色、脱色液的制作	5-1-1 能根据染料产品说明书制作染色液	（1）树脂眼镜片的染色 （2）染色液的配制	（1）染色液的制作	1）树脂镜片染色的原理与方法 2）染色液与染色器具 3）染色液的配制	（1）方法：讲授法、实训（练习）法 （2）重点与难点：根据染料产品说明书制作染色液	2
		5-1-2 能根据染料产品说明书制作脱色液	（1）树脂镜片的脱色 （2）脱色液的配制	（2）脱色液的制作	1）树脂镜片脱色的原理与方法 2）脱色液的配制	（1）方法：讲授法、实训（练习）法 （2）重点与难点：根据染料产品说明书制作脱色液	2

2.1.5 二级／技师职业技能培训要求				2.2.5 二级／技师职业技能培训课程规范			
职业功能模块（模块）	培训内容（课程）	技能目标	培训细目	学习单元	课程内容	培训建议	课堂学时
5．树脂眼镜片的染色	5-2 染色操作	5-2-1 能根据色卡或样片进行单色染色	（1）单色染色 （2）单色染色效果控制	（1）单色染色	1）单色染色的方法 2）单色染色的效果控制	（1）方法：讲授法、实训（练习）法 （2）重点：根据色卡或样片进行单色染色 （3）难点：样片染色的一致性	3
		5-2-2 能根据色卡或样片进行混合染色	（1）色卡染色 （2）混合染色	（2）混合染色	1）混合染色的概念 2）混合染色的方法 3）三原色与色彩的调配原理	（1）方法：讲授法、实训（练习）法 （2）重点与难点：根据色卡或样片进行混合染色	3
		5-2-3 能根据色卡或样片进行渐变染色	渐变染色	（3）渐变染色	1）渐变染色的概念 2）渐变染色的方法	（1）方法：讲授法、实训（练习）法 （2）重点与难点：根据色卡或样片进行渐变染色	3
6．质量检验	6-1 光学参数检验	6-1-1 能使用焦度计检验带三棱镜眼镜的顶焦度、棱镜度和基底方向	（1）带三棱镜眼镜顶焦度的检验 （2）带三棱镜眼镜棱镜度和基底方向的检验	（1）带三棱镜眼镜光学参数的检验	1）带三棱镜眼镜顶焦度、棱镜度的检查方法 2）三棱镜基底的表示方法 3）棱镜度的检查标准	（1）方法：讲授法、实训（练习）法 （2）重点与难点：正确使用焦度计检验带三棱镜眼镜的顶焦度、棱镜度和基底方向	1
		6-1-2 能使用焦度计检验带三棱镜眼镜设计中心	带三棱镜眼镜设计中心的检验	（2）带三棱镜眼镜设计中心的检验	1）带三棱镜眼镜设计中心的检测方法 ①根据处方单的棱镜参数确定设计中心点 ②通过设计中心点检验各项参数 2）带三棱镜眼镜设计中心偏差对光学效果的影响	（1）方法：讲授法、实训（练习）法 （2）重点与难点：正确使用焦度计检验带三棱镜眼镜的设计中心	1

附录

续表

2.1.5　二级／技师职业技能培训要求				2.2.5　二级／技师职业技能培训课程规范			
职业功能模块（模块）	培训内容（课程）	技能目标	培训细目	学习单元	课程内容	培训建议	课堂学时
6. 质量检验	6-2 染色眼镜片的检测	6-2-1 能进行染色镜片透光率的测定	染色镜片透光率的测定	（1）染色镜片透光率的测定	1）设定测量参数 2）执行测量操作	（1）方法：讲授法、实训（练习）法 （2）重点与难点：正确进行染色镜片透光率的测定	1
		6-2-2 能进行染色镜片色差检查	染色镜片色差检查	（2）染色镜片色差检查	染色镜片色差检查	（1）方法：讲授法、实训（练习）法 （2）重点：正确进行染色镜片色差检查 （3）难点：判断染色镜片的色差是否合格	1
7. 校配	7-1 校配选项	7-1-1 能确定戴镜不适校配项目	（1）戴镜不适的光学效果分析 （2）戴镜不适校配选项的确定	（1）戴镜不适的校配项目	1）戴镜不适的光学效果分析 2）戴镜光学效果的影响因素	（1）方法：讲授法、案例教学法、实训（练习）法 （2）重点与难点：确定戴镜不适的校配项目	1
		7-1-2 能分析渐变焦眼镜戴镜不适原因及校配选项	（1）渐变焦眼镜戴镜不适的分析 （2）渐变焦眼镜戴镜不适校配选项的确定	（2）渐变焦眼镜戴镜不适分析及校配选项确定	1）渐变焦眼镜戴镜不适的常见情况 2）眼镜片各形式的等效焦度关系	（1）方法：讲授法、案例教学法、实训（练习）法 （2）重点与难点：正确判断渐变焦眼镜戴镜不适原因并确定校配选项	1
	7-2 校配操作	7-2-1 能实施戴镜不适的校配操作	戴镜不适的光学效果校配	（1）戴镜不适的校配	1）镜片顶焦度微量偏差的校配 2）镜片光心位置单向或双向微量偏差的校配 3）非球面镜片焦度偏差的校配 4）屈光参差眼镜配戴镜不适的校配	（1）方法：讲授法、案例教学法、实训（练习）法 （2）重点与难点：正确实施戴镜不适的校配操作	2

146

续表

2.1.5　二级／技师职业技能培训要求				2.2.5　二级／技师职业技能培训课程规范			
职业功能模块（模块）	培训内容（课程）	技能目标	培训细目	学习单元	课程内容	培训建议	课堂学时
7. 校配	7-2 校配操作	7-2-2 能对戴镜不适的渐变焦眼镜进行校配	渐变焦眼镜戴镜不适的校配	（2）渐变焦眼镜戴镜不适的校配	1）渐变焦眼镜校配的特殊性 2）渐变焦眼镜戴镜不适的镜片定位处理 ①眼镜架垂直位置的调整 ②眼镜架水平位置的调整 ③眼镜架镜眼距的调整 ④眼镜架倾斜角偏差的调整	（1）方法：讲授法、案例教学法、实训（练习）法 （2）重点与难点：对戴镜不适的渐变焦眼镜进行校配	2
8. 培训与管理	8-1 培训	8-1-1 能实施培训教案的编写	（1）国内外眼镜专业资料的检索 （2）培训计划与教学大纲的编写 （3）培训教案的编写	（1）培训教案编写	1）国内外眼镜专业资料的检索方法 2）培训计划与教学大纲的编写方法和要求 3）培训教案的编写要求	（1）方法：讲授法、案例教学法、实训（练习）法 （2）重点与难点：培训教案的编写	2
		8-1-2 能对三级/高级工及以下级别人员进行实训培训	（1）教学幻灯片的制作 （2）教学幻灯片的播放	（2）实训培训	1）实训培训要求 2）实训培训建议 3）实训培训主要内容	（1）方法：讲授法、案例教学法、实训（练习）法 （2）重点与难点：对三级/高级工及以下级别人员进行实训培训	1
	8-2 管理	8-2-1 能结合工作实际合理配置定配加工设备	眼镜定配加工实验室的设备配置	（1）定配加工设备配置	1）设备配置原则 2）设备配置规范 3）设备安置设计	（1）方法：讲授法、案例教学法、实训（练习）法 （2）重点与难点：结合工作实际合理配置眼镜定配加工设备	1

附录

续表

2.1.5 二级/技师职业技能培训要求				2.2.5 二级/技师职业技能培训课程规范			
职业功能模块（模块）	培训内容（课程）	技能目标	培训细目	学习单元	课程内容	培训建议	课堂学时
8. 培训与管理	8-2 管理	8-2-2 能结合工作实际合理配置加工工位和人员	（1）眼镜定配加工实验室的工位配置 （2）眼镜定配加工实验室的人员的配置与管理	（2）加工工位和人员配置	1）加工工位的配置 2）实验室人员的配置 3）实验室人员的管理	（1）方法：讲授法、案例教学法、实训（练习）法 （2）重点与难点：结合工作实际合理配置加工工位和实验室人员	1
		8-2-3 能撰写工作总结	工作总结的撰写	（3）工作总结的撰写	1）企业管理基础知识 2）工作总结的撰写要求	（1）方法：讲授法、案例教学法、实训（练习）法 （2）重点与难点：撰写工作总结	2